世界のエリートがやっている「マインドフルネス」の秘密

思考を整え
集中力を高める
練習

小西喜朗 著
Konishi Yoshiro

方丈社

目次―思考を整え集中力を高める練習

3章 「今、ここ」の自分に気づく

4章 自分の「心の生活習慣」を知る

7章 究極のストレス対処法

8章 コミュニケーション・スキルを高める

9章　ＡＩ時代に求められるマインドフルネス

1章

なぜ先進企業がマインドフルネスを導入するのか

アテンション・イズ・マネーの時代

タイム・イズ・マネーの名言を残したのは、一〇〇ドル札の肖像にもなっているベンジャミン・フランクリンだ。イギリスで産業革命が始まる一八世紀の中頃、アメリカ建国の父とも言われ、勤勉を旨としたフランクリンの言葉だ。

このタイム・イズ・マネーが産業社会を象徴する名言なら、情報社会を象徴するのは「アテンション・イズ・マネー」ではないだろうか。人々の注意を集める、つまり注目されることがマネーにつながる。そして、私たちが「何に注意を向けるのか」は、私たちがどう生きるのか、その「人生の質」と直結する。

日々、忙しさに追われるという人は多い。というより、小学生でさえも「忙しいことがストレス」になるという。ビジネスの世界で時間が勝負だと考える人がほとんどだ。以前より一層、時間が大切だと考える人は増えているだろう。

しかし、時間が限られているからこそ、「何に注意を向けるのか」がより一層大切となる。私たちの脳は同時に二つのことを考えられない。左を見れば、左しか見えない。右を見れば、右側しか見えない。

多くの情報がネットにあふれるなか、次々にサイトを閲覧することはできても、同時に二つのサイトを読むことはできない。限られた時間のなかで、私たちは何に注目するのか、このことが問われる。

アメリカの経済学者ハーバート・サイモンは一九七八年に経営組織における意思決定プロセスの研究でノーベル経済学賞を受賞、コンピュータにも詳しく、人口知能の父とも言われた。サイモンは、人間の合理的な判断には限界があり、情報量が増えるほど、一つひとつに割ける注意力は低下すると、今日の情報化の課題をいち早く指摘している。

この課題をさらに進めたのが、「アテンション・エコノミー」だ。インターネットなどの情報技術によって、世の中に情報が氾濫するほど、人々の注意をいかに集めるのかが重要になる。人々の関心や注意の資源は限られているから、その資源を奪い合う結果、「注目を集めることがお金のように交換材としての価値を持つようになる」との考え方だ。

一九九七年にアメリカの社会学者、ミッシェル・ゴールドハーバーが提唱した。

情報産業はまさに人々の注目、つまりアテンションをマネーに変換する。ヤフーは、アクセス率が広告収入となる。人々の注目を集めなければ、スポンサーを確保できない。ネットの中の情報量は日々増大し、企業からの情報発信の比重もマス広告からインターネットにどんどん移行し、利用者は情報の渦に溺れてしまう。何に注目すればいいのか分からない。

そこで威力を発揮するのが検索エンジンだ。グーグルは検索エンジンからスタートし、今では人工知能の開発でも先端を走るが、注意を向けるべき対象を素早く選ぶ機能の高さがグーグルのパワーである。

かつての産業の中心だった製造業は今や情報産業に置き換わり、世界のトップには、アップルやグーグル、アマゾン、マイクロソフト、フェイスブックなどの情報産業が名を連ねている。

企業はより多くの注目を消費者から集めるために、インターネットを通じた情報発信に注力し、SNSを利用する数十億人の人たちの多くは、「いいね！」を競いあう。食事やスイーツの選択基準で「インスタ映え」を競うようになっている。

より注目を集めるための情報を発信することは企業や個々人だけではなく、政治家にとっても重要だ。その典型例として、トランプ大統領の勝利があげられる。

ドナルド・トランプ氏は選挙キャンペーンでのテレビの広告費を低く抑える一方、ツイッターでの発言は、その内容の是非はともかく、常にマスコミを賑わす。その結果、他の候補の二倍以上のメディア露出を達成したという。好意的かどうかは別にして、彼はとにかく注目された。この露出量の多さが選挙戦を勝利に導いた可能性が高いといわれる。

発言内容の優劣とは必ずしも関係なく、つい有名なもの、注目を集めるものが評価され、価値を生みやすい時代となった。

言い換えると、私たちの多くは、膨大かつ刺激的な情報に暴露され続け、注意はどんどん散漫となる。アテンション（注意）の資源は枯渇し始め、集中力は衰えるばかりだ。何に注意を向けるのか。この課題が「人生の質」を落としている。

先進企業が着目するマインドフルネス

マインドフルネスに積極的な企業として、真っ先にグーグルがあげられる。フェイスブックやマイクロソフト、アップルもマインドフルネスを導入する。まさに情報産業を支えるトップ企業がマインドフルネスに着目している。

グーグルでは、ノーベル平和賞の候補者としてもノミネートされたチャディー・メン・タンが二〇〇七年から社内研修としてマインドフルネスの研修プログラムをスタートさせた。自らを「陽気な善人」というメン・タンは、サーチエンジン会社であるグーグルのマインドフルネス・プログラムに、SIY（サーチ・インサイド・ユアセルフ）と洒落っけある名前をつけた。

シンガポール生まれの彼はもともとプログラマーとしてグーグルに入社したが、大学時代からすでに瞑想に取り組み、その効果を十分に実感していた。それを研修プログラムとして発展させ、五千名以上が受講しているという。

このプログラムには二〇種類以上の様々な瞑想法があり、呼吸瞑想や歩く瞑想といったものだけではなく、相手の話に耳を傾けるマインドフル・リスニング、体を観察していくボディースキャン、ネガティブ感情の解放、慈悲の気持ちを高める瞑想など、様々な方法を七週間に渡って学ぶ。

そして、社員のストレス対策や集中力のアップ、創造性の発揮を目的にしつつ、内面の幸福を通じた社員の幸福のみならず、世界平和を目指すという。

メン・タンは二〇一五年にグーグルを退社、ＳＩＹＬＩ（サーチ・インサイド・ユアセルフ・リーダーシップ・インスティチュート）を設立し、マインドフルネスの普及活動を行っている。


アップルの創業者、スティーブ・ジョブズが禅に傾倒していたことも有名だ。学生時代に禅と出会い、曹洞宗の禅僧、乙川（旧姓：知野）弘文老師に師事した。私もお手伝いをする一般社団法人インターナショナルＺＥＮカルチュラルセンター代表理事の秋葉玄吾老師（曹洞宗北米総監）のお話では、禅に傾倒したジョブズは結婚式も禅式であげたほどだ。一時期、自ら禅僧になりたいと弘文老師に相談したが、ビジネスの世界で仕事を続けたほうがいい、どこでも禅はできると諭されたという。

重要なプレゼンテーションの前にはジョブズは禅を組み瞑想をした。ジョブズの集中力やシンプルな美への追求、研ぎ澄まされた直感力は「禅によるものだ」という。とはいえ、堅苦しい修行はあまり好まなかったようだ。アップルでは、瞑想の講習を社内で実施する他、瞑想ルームをつくり、就業時間内に瞑想することもできるという。

フェイスブックでもマンドフルネスを取り入れ、インテルでは全従業員一〇万人にマインドフルネスの教育を行っているという。金融界の代表とも言えるゴールドマンサックスもマインドフルネスを導入し、ハーバード・ビジネススクールでもマインドフルネスを教えている。

インターネットや情報技術の先端を走るハイテク企業、金融の世界など、激しく情報が飛び交うハイストレス状況に身をおくリーダー層から注目を集め、マインドフルネス関連市場は全米で数十億ドルになるとの予測もある。

その他、企業への導入事例として、ハーバード・ビジネスレビューのリッチ・フェルナンデスによる記事「部下のストレスと燃え尽きを防ぎ、仕事の生産性を上げる方法」（二〇一六年四月四日）によれば、「医療保険会社エトナでは、社内のマインドフルネス・プログラムに一万三千人を超える従業員が参加。その成果として、生産性が週当たり平均六二分改善し、従業員一人当たり年間三〇〇〇ドル相当の節約につながった」という。

また、英コンサルティング会社アイオープナー・インスティテュートの調査結果では、「職場の幸福度が向上すると、離職率が四六％減少し、病欠によるコストは一九％減少、パフォーマンスと生産性は一二％上昇した」という。

日本でも、禅に親しむ経営者や政治家は多い。強いストレスにさらされながらも、冷静な判断力を失わないこと、感情に左右されない強靭な精神力が経営者やリーダーには要求され、経営層への人気は高い。

日本でマインドフルネスが注目される大きな契機となったのは、二〇一二年にジョン・カバットジン博士を招聘したマインドフルネス・フォーラムの開催であり、翌年には日本マインドフルネス学会が設立されることとなった。

カバットジン博士は、一九七九年に「マインドフルネス ストレス低減法」（ＭＢＳＲ）を開発し、マインドフルネスを世界に広めたキーパーソンである。ＭＢＳＲをいち早く日本に紹介した早稲田大学名誉教授の春木豊氏を中心に、本フォーラムの実行委員会を組織し、私も実行委員として加わった。そして、本招聘に先立ちマインドフルネスを実践する場が必要だと考え、春木豊氏とともに始めたのが「マインドフルネス実践会」である。二〇一二年二月から、月二回のペースで今も継続して開催している。

その後、日本でもマインドフルネスを導入する企業が二〇一四年頃から少しずつ増えてきた。ヤフーでは企業内大学のヤフー!アカデミアにてマインドフルネスを取り入れた「メタ認知トレーニング」を二〇一六年から行っている(日経新聞電子版二〇一七年八月二八日)。

このプログラムでは、一時間の研修を合計七回行う。オフィス内の芝生エリアで車座になって坐り、呼吸瞑想やボディースキャン、マインドフル・リスニングなどを行っている。集中力を高めるだけではなく、合理的な判断に役立つという。

今ではストレス対策やリーダーシップ研修として、導入する企業が増えている。私のところへ来るマインドフルネスの研修依頼も、グローバル系や情報系の企業が多い。新しい情報に接する機会が多い人ほど、マインドフルネスに注目するようだ。

技術進化が最も激しく、日々新たな情報に接触し、創造性を発揮していく。常に世界をリードするそんなハイパフォーマーの日常は、ストレスも並大抵ではない。だからこそ、より高いストレス耐性と集中力の高さが要求されてくる。

メールが激しく飛び交い、分刻みでのミーティングへの参加、インターネットを通じて地球規模で四六時中コミュニケーションをとりあいながら、刻一刻と更新される情報への対応を迫られる。

高いストレスを受けながら、なおかつハイパフォーマンスが要求され、その要求を達成できる世界のエリートが実践するのがマインドフルネスなのだ。

ストレスが高いのはビジネスリーダーだけではない。一瞬の判断や行動が勝敗を決するスポーツでのプレッシャーはさらに強いだろう。

そんな激戦のなかを勝ち抜く世界のトップアスリートもマインドフルネスに着目する。たとえば、テニスの王者ジョコビッチ、メジャーリーグで活躍するイチロー、バスケットボールのマイケル・ジョーダン、サッカーの長谷部誠など、一流選手たちがマインドフルネスを取り入れる。

マインドフルネスにはどんな効果があるのか

世界を股にかけるエリートとは言わなくて、急速に進化していく技術と日々変化する経済環境のなかで、多くの人たちの集中力は危機的な状態にあり、ややもすると、注意散漫になりかねない。

今や、一つの仕事に集中することは極めて難しくなっている。以前だと会議で確認すれば終わっていたことが、今では大量のメールで押し寄せてくる。さらに、複数の案件が並行して進んでいるために、どこまでが確認済みのことなのか、うっかりしていると見逃してしまう。

しかも、四六時中メールがやってくる。その間にも、顧客や上司、部下からのひっきりなしの確認がくる。

重要事項と些末な確認まで、同時並行でいくつも処理しなければならない。パーティの案内も一億円の決済も同じ一本のメールでやってくる。

いくら働いても積み残しは減らない……。数時間も集中できれば完了する仕事が、一週間たっても終えられない。時間は分刻みで分断され、考えている余裕なんてない、とにかく目前のことをこなすだけ……。そんな働き方をする人たちが増えている。

仕事に伴うストレスは、難易度と緊急性、重要度に比例して高くなる。つまり、困難でありながらもすぐさま解決を迫られる重要課題への対処は、極めて高いストレスを生じる。

しかも、こうした課題の場合は通常、一人で解決するよりもチームのパワーを結束する必要が出てくる。ここにリーダーシップや共感力、創造性など、総合的な人間力が要求される。
一方、高い生産性を求められる職場ほど、ハイストレスな状況にさらされて、場合によっては優秀な社員ほど燃え尽きてしまう。こんな課題を解決するソリューションとして、マインドフルネスは着目されている。では、マインドフルネスにどのような効果があるのか、さらに具体的に見ていこう。

ここ数年、マインドフルネスについては脳科学的な研究が進み、瞑想をすることで脳の器質的な構造そのものが変化していくことが分かってきた。たとえば、ストレスの影響を受けて小さくなる海馬の容量が大きくなる一方、恐怖などネガティブな刺激に反応する扁桃体が縮小する他、数多くの瞑想効果が確認されている。このマインドフルネスの効果をまとめると以下の七点になるだろう。

①注意力や集中力、持続力が向上する
②世界をあるがままに観察し冷静に判断する力がつく

③「今、ここ」の自分を受容し、自己肯定感が高まる
④感情に翻弄されない心が養われる
⑤共感力、周囲と調和しながら生きる力が育まれる
⑥自由な発想力、創造性が高まる
⑦心の安定、幸福感、充足感を得られる

マインドフルネスはなぜ効くのか

マインドフルネスのいちばんの基本となるのは呼吸への注意集中だ。しかし、必ずといっていいほど雑念は出てくる。このことに気づいて、評価・判断することなく、再び呼吸に注意を戻すことを「呼吸瞑想」（3章参照）では繰り返す。

私たちは呼吸に対して普段ほとんど意識することはない。逆に言えば、いつも自然に行っている「極めて退屈な呼吸」だからこそ、呼吸への注意はそれやすくなる。

また、呼吸に注意を向けるという枠組みがあるからこそ、注意が他の何かに移ってしまったことに気づく。そのため、呼吸への注意集中はとても効果的な注意力や集中力、持

続力のトレーニングとなる。マインドフルネスはリラクセーションを目的とはしないが、単純な動作の繰り返しと呼吸への集中がリラクセーション効果を生じる。

呼吸瞑想の次のポイントは、呼吸から他のことへ注意がそれても、その出来事については確認するだけで、そこに評価や判断を含まず、ただやさしく呼吸に注意を戻す。これが「あるがままの出来事を客観的に観察するトレーニング」となる。

自分の色眼鏡で周囲の出来事を評価・判断するのではなく、客観的に世界を把握できる能力は分野を問わず必要とされる。さらに、自身の感情や思考を客観的に観察する視点を持つことは、感情に翻弄されにくい自分づくりになる。自分と世界をあるがままに観察する能力を高めることは、「今、ここ」の自分を受容し、自己肯定感を高める効果をもたらす。

このマインドフルネス・トレーニングを通じて、出来事に対する自分の思考や感情の動きが少しずつ捉えられるようになる。それが他者の「心の動き」についての理解へと進み、共感力や周囲との調和にもつながっていく。

また、自分の思考や感情を受け流すトレーニングを繰り返すことは、感情や思考からの囚われ、判断の色眼鏡がいかに強いものであるのか、いかに人が自動思考に翻弄されやすいものであるのかを実感することになるだろう。

そう簡単には自分の色眼鏡を外すことなど、できないのである。この「できなさ加減を知る」ことが逆説的ではあるけれど、実は大きな学びの体験となるだろう。他者に腹を立てている自分のなかに、まったく同様に意固地になっている自分を見つけるのだ。自分のなかにある固定観念や色眼鏡の強さに気づくことで、自身の感情や思考、物事に執着していることへの気づきが生まれる。

こうしたことを知識として知るのではなく、自らの体験として気づくことがとても重要だ。そのことで初めて固定概念に縛られることが減っていく。

思考は柔軟となり、周囲との対立が減少していく。自由な発想力が生まれ、より多面的な価値を見いだすことが可能となり、創造性を高めていく。心の安定や幸福感、充足感にもつながっていく。

マインドフルネスには個々人のビジネス対応力を向上させるだけでなく、ストレス対策や組織の生産性向上、個々人の幸福実現へとつながっていく。組織全体としては以下の五つの効果が期待できる。

①リーダーシップ（チーム力を高める）
②ミスや事故の防止、生産性の向上
③学習・成長する組織づくり
④従業員の心の健康づくりとモチベーションアップ
⑤従業員満足度および顧客満足度の向上

しかし、マインドフルネスの効果は「休息するための技術」ではない。疲れた心を休めるためのものではなく、現実を忘れるためのストレス解消法でもない。現実をリアルに観察し、自身の心の動きに気づき、無駄な労力を使わず、疲れをためないための技術だ。必要なときに、必要な集中力を発揮するためのものである。さらに、集中力について検討してみよう。

集中とリラックスの密接な関係

集中することとリラックスは反対のこと、リラックスすると集中できないと思っている人は多いのかもしれない。そうではない。気持ちがざわざわして落ち着かないときに、集中力は発揮できない。集中とリラックスはむしろ切り離せないものだ。

リラックスの反対にあるのは緊張である。何か「しなければならない」と考え、追い立てられているのが緊張状態であり、これはストレスが高まった状態でもある。こうした緊張状態から心身を解放するのがリラクセーション法となる。心は落ち着き、視野が広がっていく。

集中とはある一定の対象に自身の注意が集まっている状態である。原始時代であれば、獲物を追いかけるときや猛獣から逃れるといった命がけの事態に注意は集中する。

確かにストレスをかけることで集中力は高まる。しかし、いつも仕事に追われていることが習慣になると、ストレス状態で集中する習慣が身についてしまう。これはガリガリ集中している状態であり、緊急避難としての集中だ。緊張しているために長時間の集中は難しい。

また、目的に向かって一直線に全力疾走するような集中であるため、周囲には目が向くことはない。思考は硬直化し、柔軟性はなくなる。

ときにはガリガリ型の集中も必要だ。考えるより、まず行動が必要なこともあるだろう。しかし、そればかりではうまく行かない。何よりも疲れてしまう。燃え尽きてしまうかもしれない。

リラックスしながらも、集中することがカギになる。アインシュタインは物理の数式を解いているときに脳波が安定し、リラックス状態にあったという。

リラクセーション研究で最も有名となったハーバート・ベンソンの著書『リラクセーション反応』（中尾睦宏、熊野宏昭、久保木富房訳、星和書店）はアメリカで一九七五年に発刊され、全米で四〇〇万部を超えるベストセラーとなった。

本著では、東洋西洋に関わらず世界中の瞑想や祈りなどの研究から、リラクセーション反応を起こす「四つの基本要素」が示され、マインドフルネスとの共通点が多い。

①静かで落ち着ける環境
・邪魔が入らない、静かで落ち着ける環境
②心を向ける対象を持つ

・繰り返す言動など、一定の刺激に集中する
・音や言葉、呼吸などに集中（外向きの思考からの切り替え）
③受動的な態度
・決まったことに集中する以外、何かをしようとしない
・雑念などは受け流す、うまくいっているのか気にしない
④楽な姿勢を保つ
・少なくとも二〇分は同じ姿勢を保てる

リラックスにとって、何かに集中することはとても大切である。また、リラックスしていなければ、集中できないことも多い。とくに創造的な発想が求められる場合には、心を解放し、柔軟に物事を受け取ることはとても大切となる。

このリラックスしながらも集中している状態がマインドフルネスの基本にもなる。

心のギアをニュートラルに入れる

私たちは休息しよう、心も体も休めようとしても、なかなか休まらないことが多い。体を休めて、とくに何かをしているわけでもないのに、心は騒がしくて、少しも休息にならないといったことが起きる。

心のなかで、グルグルと余計なことを考えてしまう。だからこそ、リラックスのためには、積極的に心をニュートラルな状態にする必要が出てくる。

自動車でギアチェンジをするには、今やマニュアル運転の自動車はほとんどないけれど、いったんはニュートラルに入れてから、シフトアップやシフトダウン、あるいはバックにギアを入れる。ハンドルには遊びがあり、ただ手を離すと、まっすぐに進む。

私たちが行動するときにも、心のモードをニュートラルでフラットな状態にすることが必要だ。何かに心を囚われることなく、クリアに世界をあるがままに観察する状態である。このニュートラルでフラットな状態がマインドフルネスの状態だ。

ところが私たちの心は自動運転になっていることが多く、休むことなく脳がグルグルと回転し続けていることが多い。場合によっては、まったく前に進んでもいないのに、エンジンだけが高速で回っていることがある。

オートマティックの自動車ならともかく、心が自動運転になっていると、物事に固執するあまりに、状況に応じて柔軟に速度を変えたり、方向転換ができなくなる。そして、間違いや失敗を繰り返すことも多い。

そんなときに、心をフラットな状態に戻すことが必要になる。そのための練習がマインドフルネスだ。リラックスしながら集中力を高め、思考を整え、冷静な判断力を高める。

これは無駄な努力をしないことでもあり、究極の効率化でもある。だからこそ、世界のエリートたちはマインドフルネスに注目する。

次章で、効率の高い集中とは何か、さらに述べることにしよう。

2章

「集中力」を高めるレッスン

忙しさに追われ、集中できない毎日

やらなければいけないことが山積み、さあ集中して一気に片付けようと思って、デスクに向かったけれど、ちっとも仕事がはかどらない。集中しないといけないと思っても、次のようなことが起きていないだろうか。

- ・メールや電話、周囲の会話等で途切れる
- ・別の仕事のことが気になってしまう
- ・仕事以外の他のことを考えてしまう
- ・何だか、目の前の仕事に気持ちが向かない

ようやく周囲が静かになって、自分の仕事に集中できそうになったときには、もうぐったり疲れている。早く帰らないと深夜残業にもなってしまう。こうして、今日も一日が過ぎていく。

自分はいったい何をやっていたのだろう。これはどう考えても効率が悪い。明日こそはちゃんとやろうと思いながら、しかし同じ毎日が繰り返されていく。

私たちの周囲には集中力を邪魔するものに事欠かない。メールの量は増えるばかりで、電話もくれば、周囲から声をかけられ、はたまたフェイスブックやツイッター、LINEなどのSNSにも目が行く。YouTubeも気になる。周囲では同僚が楽しそうに喋っている。

外からの刺激に注意力はかき乱され、心はさまようばかりだ。いっこうに集中できない。「どこか静かなところに行きたい。山にこもりたい！」といった気分になるのも不思議ではない。

外から次々に心をかき乱す情報がやってくるなかでの集中は難しい。そこで、環境のコントロールが課題になるだろう。まず集中力をそぐようなモノは机の上からなくす。スマホの電源はオフにする。電話も出なければ、メールもチェックしないと決意する。

さらに周囲には、「この時間だけは集中させて欲しい」と理解を求める。「声をかけるな！　集中作業中！」のプレートを置く。こうして外部からの情報は時間を決めてシャットアウトする。静かな集中できる場所に移動するといった対策もあるだろう。

さあ、これで邪魔者はやって来ない。集中力を乱すものはすべてシャットアウトすることはできるだろうか。もちろんうまく行くことはある。


外からの邪魔を徹底的に排除できればいいけれど、周囲が許してくれないことも多いのではないだろうか。「急ぎで何とかして欲しい。これだけでいいから、いますぐに確認してよ」と、またまた邪魔される。

「今日は、もうヤメだ！　ヤメだ！」と、イライラして放り投げてしまった……。そんなことになるかもしれない。

ようやく自分の仕事に集中できるようになるのは、アフター5からという人もいる。「働き方改革」と言われるけれど、いっこうに残業を減らせないといった人も多いかもしれない。

始めるときには大きなエネルギーが必要

集中力を邪魔するのは外部とは限らない。いや、いちばんの強敵は自分の心の中にあるのではないだろうか。

「やらなくっちゃいけない」と思っているのだけれど、どうすればいいのかと迷い、これでいいのかと不安にもなる。何だかやる気にならない、面倒くさそう。これをやっても意味はあるのかなと、なまけ心に言い訳がついてくる。

何かの仕事に取りかかるときには、最初にいちばん大きなエネルギーがいる。車と同じで、まずは大きな力を出すローギアからスタートして、加速していけば、スムースに走ることができる。

この最初のところでつまずいて、いつまでも手がつかないことも多いだろう。この理由の一つは、実際に行動する段になったときに、先ほど述べたような「迷い」が生じるためだ。

行動するには、具体的に何からどのように手をつけるのかを決めなければいけない。しかし、「いい仕事をしたい」「きっちりとした評価を得たい」と思うほど、迷いは強くなる。これじゃ、ダメなんじゃないかな。果たして、お客や上司は納得してくれるのだろうか。始めようとした途端に、その迷いが生じてくるのだ。意思決定には大きな心のエネルギーが必要だ。

もう少し調べてみたくなり、ネットで資料を探し始めると、いくらでも気になる情報が出てくる。以前にもらった資料のことを思い出し、書類をひっくり返してもなかなか出てこない。確実性を求めるほど、スタートは遅れる。

そして、机の整理を始めたら、やりっぱなしになっていた別の書類を見つけて、そちらのほうに気持ちが向かう。いや、まいったなあ。でも、今は仕方がない。これは後にしようと思うものの、気になって仕方がない。

とりあえず、メールの返事だけは出しておこう……。

メールを一本だけ出すつもりが、他のメールにも目がいって、「これって明日の打ち合わせの資料じゃないの」と、読んでしまう。SNSにも気になる書き込みを見つけ、ついコメントを書いてしまう。

「こんなことをしている場合じゃない！」と、自分ではわかっているのだけど……。そう、ちっともスタートできない。

自分がやることに自信がないと、行動に迷いが生じてくる。どこから手をつけていいのかも分からなくなる。これでは集中なんて、できない。

仕事そのものではなく、相手との人間関係のことが心配になってきて、不安が高まることもある。たまたまパートナーと喧嘩をしてしまって、イライラしているといったこともあるだろう。睡眠不足や空腹も集中力にとっては大きな敵だ。外からだけではなく、自分の内からも集中力は乱れてしまう。意思決定のための「心のエネルギー」は消耗する。

目的が明確で、手順がはっきりしている。やることはシンプルで、その成果も期待できる。その課題を自分なら達成できるし、迷いはない。評価もきっちり得られるとなれば、モチベーションは自ずとアップし、ウキウキ気分で仕事に集中できるだろう。

がしかし、そんなことは珍しい。やり切る自信を持てるかどうか。果たして、うまく事が進むのかどうか……。考えれば考えるほど、不安がよぎる。気持ちが他に向いたり、ネガティブなことが浮かんだり、いつまでもスタートできないことも多い。

なにが集中を妨げるのか？

このように、集中力を乱すものには事欠かない。ここで集中できない五つの理由をまとめると、以下のようになる。

①外からの刺激・邪魔者……メール、電話、SNS、呼び出し、周囲の会話など
②他の気がかりなこと……他の仕事や悩みごと、不安や焦りなど
③疲労の蓄積、働きすぎ……睡眠不足、過集中、脳の栄養不足
④目的・意義があいまい……目的、目標や成果があいまい（達成への意欲が低い）
⑤手順や手法が不明確……何から始めるのか、どうすればいいのかが不明確

集中力の邪魔になる外からの刺激は、外部から情報をカットするのが役立つが、そうした環境をつくるのは難しいことも多いだろう。静かな環境を確保できたとしても、二つ目の「他の気がかりなこと」が心のなかに浮かんでくることもある。集中力を妨げる情報は、外にも内にもある。

私たちは、そもそも長時間、何かに集中することは難しい。刺激の多い現代社会ではなおさらだ。マイクロソフトの研究所の発表では、二〇〇〇年には人が集中できる時間が平均十二秒だったのが、二〇一三年にはたったの八秒となり、人は金魚の九秒よりも集中力がないと言われた。

周囲からの情報をまったくシャットアウトできるような集中力を発揮することは、逆に危険を察知できないリスクがある。必要な情報までカットすることになるため、他のことに気が散るのはむしろ当然のことでもある。

だから、あちらこちらに気が散ることを卑下することはない。むしろこれは当然のことだと思ったほうがいい。他のことが気になってもＯＫだと考える。その上で、今ここで取り組むことに注意を戻すことが重要となる。

集中力とは、注意が他にそれないようにする能力ではない。他のことに注意がそれたことに気づき、注意を向けるべき対象に注意を戻すことができる注意のコントロール能力である。ここで役に立つのが、マインドフルネスであり、「人生の質」を高める。

他にそれた注意を元に戻す能力を高めることが集中力を高めることになる。人間の脳は連想ゲームのように、次々に注意が移っていく。そこから新たな発想が浮かぶこともある。その一方で注意は拡散してしまう。集中することも大切だが、逆に集中しっぱなしの問題もある。

必要に応じて、必要なところに注意を戻せる能力がすなわち集中力を上手に使う方法となる。

ここにマインドフルネスでの「呼吸瞑想」（3章参照）が効果を発揮する。呼吸瞑想では、注意がそれたことに気づき、注意を再び呼吸に戻す。この集中型瞑想には心を平静にする効果もある。

そのため、二番目にあげた「他の気がかりなこと」に注意がそれた時にも、自分が意図する対象に注意を戻す能力が身につく。それだけではなく、心を平静に保つ効果があるので、ストレス対策にもなる。

だから、三番目の「疲労の蓄積、働きすぎ」にも効果がある。そのいちばんのポイントは次に述べる「ゆったり集中する」ことだ。四番目と五番目への効果についても、その後で述べることにする。

ゆったり集中がベスト

集中するといえば、肩に力を入れてガリガリと集中している姿を思い浮かべる人もいるかもしれない。眉間にシワを入れ、歯を食いしばって頑張る集中もあるかもしれないけれど、これは緊張を伴う集中だ。

締め切りに追われて、集中力が高まることがある。事故や火事、地震などの災害が起きたときに、私たちは無我夢中になって逃げるだろう。そのときには集中する。

明日の締め切りまでに終えないといけないといった集中、何がなんでもやりきるしかないとき、時間が足りなくて切羽詰まった状態まで追い込まれているときに、私たちは確かに集中できる。

強いストレスや締め切りなどのプレッシャーから集中力を高めることはできる。崖っぷちの集中力も確かに必要だ。しかし、強いストレスを伴う瞬間的な集中力は決して長続きはしない。

イザというときには万難を排して「やり抜く力」は必要だが、こうした意志力には限界があり、使った後には集中力を戻すまでに休息が必要になる。火事場の馬鹿力は度々使うものではない。無理をして、何度も使い過ぎると、燃え尽きてしまう。メンタルヘルス不調を含め、体調を崩すことにもなってしまう。

この解決策が「ゆったり集中する」ことだ。マインドフルネスの集中は、余分な力は抜けて、心は穏やかにリラックスしながらも、やるべきことに集中している状態である。力を込める集中ではなく、自然体の集中である。

武道の達人やスポーツ選手が試合に臨むとき、全身はリラックスしていながらも集中もしている。一点に集中するというよりも、ゆったりと広い視野を保ちつつ集中している。

これが集中の極意となる。

「呼吸瞑想」の練習をすることで、この「ゆったり集中する」能力を身につける。具体的な練習方法は3章にて述べる。

達成目標が見えないと集中できない

何かの行動をするとき、そこには目的がある。「何のためにその行動をするのか」に対する答えが目的だ。この目的が不明瞭な場合には、行動のエネルギーはわかない。

さらに、より具体的な期限と達成レベルを設定するのが目標となる。たとえば、来月の売り上げを一億円と決める。

とにかくたくさん売りあげるというのは、目標にはならない。いつ、何をどこまでやればいいのかが見えてはこない。月末までという締め切りを設定することで、それまでに何とかしようと私たちは目標にむかって集中する。

目標設定のポイントをまとめた「ＳＭＡＲＴの法則」がある。これはアメリカの経営コンサルタントであるブライアン・トレーシー氏が提唱した。

S（Specific）………明確（具体的）であるか？
M（Measurable）……測定可能か？
A（Agreed upon）…同意しているのか？
R（Realistic）………現実的であるのか？
T（Time-bound）….期限がついているか？

この五つのポイントが目標に向かう具体的な行動を促進し、成果を判断するために重要となる。逆に、こうしたことが決まっていないとターゲットはあいまいとなり、どこに向かえばいいのか、集中することもできない。

集中を阻害する大きな要因が「迷い」だ。この迷いを断つには、五番目にあげた「手順や手法」を明確にしていくことが必要だ。

とくに、「最初に何から手をつけるのか」がいちばん大切だ。できれば自分がいちばん手慣れたこと、確実に実行できることからスタートするのがコツである。順調に滑り出してから、少しずつ困難なことにもチャレンジする。まずは、気持ちを目標に向けて走りだすのが大切だ。

こうして目標設定がうまくできたとしよう。他にも、目標の立て方や管理手法についてもいろんな情報がたくさんあるだろう。しかし、目標を立てても、現実にはうまく達成できないことがいくつも起きてしまう。そして、目標が「絵に描いた餅」になってしまうことが多い。

例えば、目標があまりに遠く遠大なものでは息切れしてしまう。集中力を維持できないのだ。山に登るときには、もちろん山頂を目指すのだけれど、山頂ばかりを意識していると、「まったく近づかない」「まだまだ遠い」といった気持ちばかりが出てきて、つらくなってしまう。

先の先まで考えすぎると、ゴールまでの労力の大きさが意識され、そんな苦労をしたくないと感じてしまう。そんなときには、とりあえず次のポイントまでは頑張ろうと考える。遠くにある目標も、いくつかに分割し、そのポイントに着いたところで、休憩をしながら成果を確認する。そうするうちにゴールにたどり着く。

さらに言えば、次の一歩、次の一歩だけを意識しながら歩き続ける。遠いゴールはさておき、「今、ここ」にだけ意識を向ける。これはゴールまでの果てしない距離を意識するのではなく、まさに今、一歩前進したことそのものを意識するということだ。

一歩進んだ、また一歩進んだと常に「今、ここ」を確認し続ける。これは瞑想のなかで、一呼吸、一呼吸に注意を向けるのと同じであり、「どこに注意を向けるのか」というトレーニングでもある。あるいは、一歩一歩に注意を向ける「歩行瞑想」(6章参照)とも同じである。

「呼吸瞑想」や「歩行瞑想」の練習を通じて、「今、ここ」にただ注意を向けることを体験から学ぶことができるだろう。

集中と分散のバランスが大切

高い集中力と言えば、陸上での短距離走が浮かぶ。ゴールに向かって速く走ることがすべてだ。周囲のことはまったく目には入らない。ただ全力を尽くして走る。障害物が一切ないグラウンドをゴールに向かって、一直線に走るのみだ。

しかし、日常生活で駅に向かって走るときには陸上競技のようには走れないだろう。信号もあれば、車も走っている。人も歩いていれば、自転車も走っている。道には石ころだって、あるかもしれない。周囲の様子に気を配らないと、事故にあったり、転んだりするだろう。

仕事でも、家事をするのでも、子育てであっても、短距離走のようにまっすぐ走れるわけではない。まるで森のなかを進むように、目的地に着くまでに、多くの障害を乗り越えながら進んでいく。

周りの草木や動物、地面の起伏に気をつけ、どこかに獣がいるかもしれないと心配しながら進む。足をすべらせて転ぶかもしれない。もしかすると方向を間違えているのかもしれない。ゴールに着くまでに夜になるかもしれない。思わぬところに大木が倒れていて、道をふさいでいるかもしれない。注意をいろいろなところに向けながら目的地に向かう。

仕事を進めるときも、最初に予定した通りに物事が進むのはむしろ珍しいだろう。相手あっての仕事だ。予想外の出来事は常に起きる。顧客が思いもかけないオーダーをしてくることもある。仲間が別の仕事にとられてしまうこともあれば、発注先でのトラブルもあり得る。未来は常に不透明である。

意見が対立することもあるだろう。むしろメンバー全員が一致団結していることのほうが少ない。不安要素は数え上げれば切りがないくらいに、いくらでも出てくる。だから、単純に集中力を高めて、ただまっすぐ進めばよいということでもない。

ここに、注意の集中だけではなく、分散する必要も出てくる。予想外の事態が起きて、うまく進めなくなったときには、焦ることなく、冷静に現状を観察する必要がある。コンパスを取り出して、進むべき方向を明確にする必要も出てくるだろう。

真っ直ぐに進むだけでは、大きな壁や様々な障害物に激突するばかりだ。過度な集中は視野を狭くする。進むべきときには一気に進むことも大切だけれど、立ち止まって判断するときには冷静に事態を俯瞰する賢明さもまた必要だ。

ここにもマインドフルネスの知慧が役にたつ。

目的を手放してみる

大きな障害に直面したときにはストレスが高まる。すると、気持ちばかりが焦って、冷静さを失う。追い込まれてしまうと、余裕はなくなり、一直線に走りがちだ。周囲が見えなくなるので、摩擦もおきやすい。

周りの人たちと対立して、目的とはまったく異なるところへ行ってしまうこともあるだろう。後になって、なぜあんな行動をしてしまったのかと気づくこともある。

こうした状況を避けるには、目的をいったんは手放す。

目的意識が強くなっているときは「ねばならない」「〜すべき」といった考え方が中心になるだろう。

「こうでなくてはいけない」、「これしか道はない」と考えると、たとえ行き詰まっていても同じ失敗を何度も繰り返すことになる。このとき、私たちの心は概ね、自動操縦の状態になっている。考えているようでいながら、実のところこれまでの習慣的な行動に支配されている。

そして、「きっとダメだ」「うまく行かない」と、どこかで分かっていながらも、心の柔軟性は失われ、引き返すことができない。そんな体験はないだろうか。

莫大な投資をした超音速のジェット機であるコンコルドの開発では、失敗だと分かった後も計画を中止にできず、さらに多額の投資を続けて、損失を拡大させたという。この教訓から、失敗と分かりながらも、これまでの投資を惜しんで被害を拡大させることを「コンコルド症候群」という。

ダメだと分かっていながらも、あり得ないほどの僅かな可能性に執着してしまう。ギャンブルでも同じような心理が働く。「これだけつぎ込んだのだから、次は絶対に大丈夫！」という、まったく根拠のない自信が出てきて、際限なくお金をつぎ込んでしまう。

そのときに私たちは、何を大切にしているのだろうか。物事がうまく進んでいるときには、そのままでいい。しかし、何かの障害が出てきたときには、闇雲に進むのではなく立ち止まる冷静さが必要となる。ここにマインドフルネスが役立つ。

これまでの目的をいったん手放し、全体を俯瞰する。そのためには課題からいったん距離をおく。マインドフルネスの状態から、あるがままに現実を直視する。

これはそう簡単ではないし、なかなかできるものでもない。執着しなければいいといっても、そう簡単ではない。「心の仕組み」を理解できたからといって、自分の心をそのようにコントロールできるわけでもない。

ただ、仕組みを理解するだけでも、少しは気持ちが楽になる。日常生活のなかでの体験が積み重なっていくなかで、理解したことへの納得感が少しずつできてくる。すると、心は少し自由になる。少しずつ、囚われから自由になってくる。

ふと気がついて、手放せるときがある。しかし、手放せないときもある。こうして、心を解放する方向への歩みが少しずつ始まる。

「ワクワク」するとなぜ集中できるのか?

自分には集中力がないという人も、好きなことには無我夢中になれるだろう。ゲームをしていると「あっ」という間に時間が過ぎるという人、おしゃべりに夢中になる人、映画や音楽が好きだという人、ダンスに夢中になる人など、好きなことや楽しいことには集中しているだろう。

推理小説を読むのが好きな人は、ワクワクしながら最後まで読みたくて、徹夜をしてしまう。気がつけば夜が明けていた。適当なところで止めればいいところを、ページをめくるうちに朝方になり、眠くてつらい一日を過ごすことになる。

これは「ワクワク型」の集中だ。脳のなかでは報酬系の神経伝達物質であるドーパミンが出ているだろう。楽しい時間を過ごしている。

だからといって、仕事に関連する本を夢中になってワクワクしながら読めるわけではない。「ちゃんと読まないといけない」と思いながら、積読になっている本も多い。

なぜ、楽しく読めないのだろうと、ふと疑問に思う。自分の知らないことを知るのは楽しいはずではないか。しかし、自分から「これを読みたい」と思って読むわけではなく、本の中身とは別の理由がそこにある。読書そのものに楽しみがあるわけではなく、別の目的のために「ねばならない読書」になっている。

それは仕事のため、試験のため、家事や育児のためなど、いろいろなケースがあるだろう。例えば、仕事の準備のために必ず読まなければならないといった場合は、なかなか手がつかない。いよいよ締め切りが近づいて、崖っぷちに追い込まれる。もう全力疾走するしかないと、ガリガリと始める。

これは「ガリガリ型」の集中だ。石にかじりつくように頑張って、集中する。楽しみを追いかけるのではなく、リスクを避けるために追い込まれる状態となり、ようやく集中する。猛獣に追われ、一心不乱に逃げていたり、敵対する相手と戦うような場合に発揮される集中力であり、ストレス系のノルアドレナリンが脳のなかで分泌されているだろう。

このように集中には、楽しく集中する「ワクワク型」と、追い込まれて集中する「ガリガリ型」がある。できれば、ワクワク型で集中したいけれど、残念なことに好きなことだけをできるわけでもない。ときにはイヤでもやらないといけない。それが問題だ。

モチベーションには、「内発的な動機づけ」と「外発的な動機づけ」の二種類があると言われる。

お金や名誉のためなど、外から得られる報酬が目的となる場合が外発的な動機づけだ。内発的な動機づけでは、その行動そのものが目的となる。その仕事に興味や関心があり、仕事そのものから達成感や喜びが湧き起こる場合だ。仕事そのものに内面的な意味を見出している。

行動そのものとは別に目的があり、そのアメやムチから行動するのが外発的な動機づけ。それに対して、行動そのものが目的であり、アメとなるのが内発的な動機づけである。外発的な動機づけの場合は、行動そのものが目的ではないので、目的を達成するために、別の手段を選ぶことも起きる。

上司から誉められることやお金が目的となる場合は、仕事そのものの成果を出すよりも、もっと手っ取り早い方法を選ぶこともあるかもしれない。そこにごまかしや不正が生まれることもある。

内発的な動機づけの場合は、行動そのものに喜びを感じている。仕事の成果をあげることが喜びであり、自主的な行動となり、意欲も高く、持続しやすい。不正も起こりにくい。目的と手段が一貫している。

なので、外発的な動機づけよりも、内発的な動機づけが大切だと言われる。とはいえ、内発的な動機は個々人の興味や関心と関係しているため、コントロールが難しい。万人に共通する金銭のような「人参」を用意できない。気分が変われば、動機づけも失われるといった不安定さがある。

また、好きな仕事だからといって、すべてが満足できて、いつも好きなことだけをできるわけではない。逆に、イヤな仕事だと思っていても、そのなかに私たちは楽しさを見つけることもできる。

ある人のイヤな面に着目すると、嫌いになる。しかし、その人の素晴らしい面に着目すると好きにもなる。好きなのか、嫌いなのかは、「どこに注意を向けているのか」によって、変化することも見逃せない点だ。

私たちは「ガリガリ型」で集中していても、いつの間にかそこに楽しみを見つけて「ワクワク型」へと変化することもあれば、意識的に視点を変えることもできるだろう。あるいは、このどちらにも触れずに、たんたんと集中することもできる。

まず今の自分の状態に気づくこと

集中の反対は分散、あるいは拡散している状態だ。注意が一か所に集まらないで、あちらこちらにさまよっている。分散よりもさらにあちらこちらに散らばっているのが拡散だろう。

例えば、やらねばならないことがあるのに、「どうもやる気がしない」といったことが起きる。どうすればいいのかと迷う場合もある。そこで、心の葛藤が起こり、行動や思考が堂々巡りをするグルグル状態になってしまうことがある。

迷ってしまって、方向が定まらず、やるべきこととは別のことに注意を向けてみたり、勉強するのではなく、部屋の掃除を始めたり、しなくていい理由を探したりする。集中力が拡散する「グルグル型」になっている。

もう一つの拡散パターンは、楽しいことや興味を引かれることに気の赴くまま、自由奔放に注意が向かう「フラフラ型」である。注意が散漫になっている状態だ。

注意の集中と拡散のタイプ分類

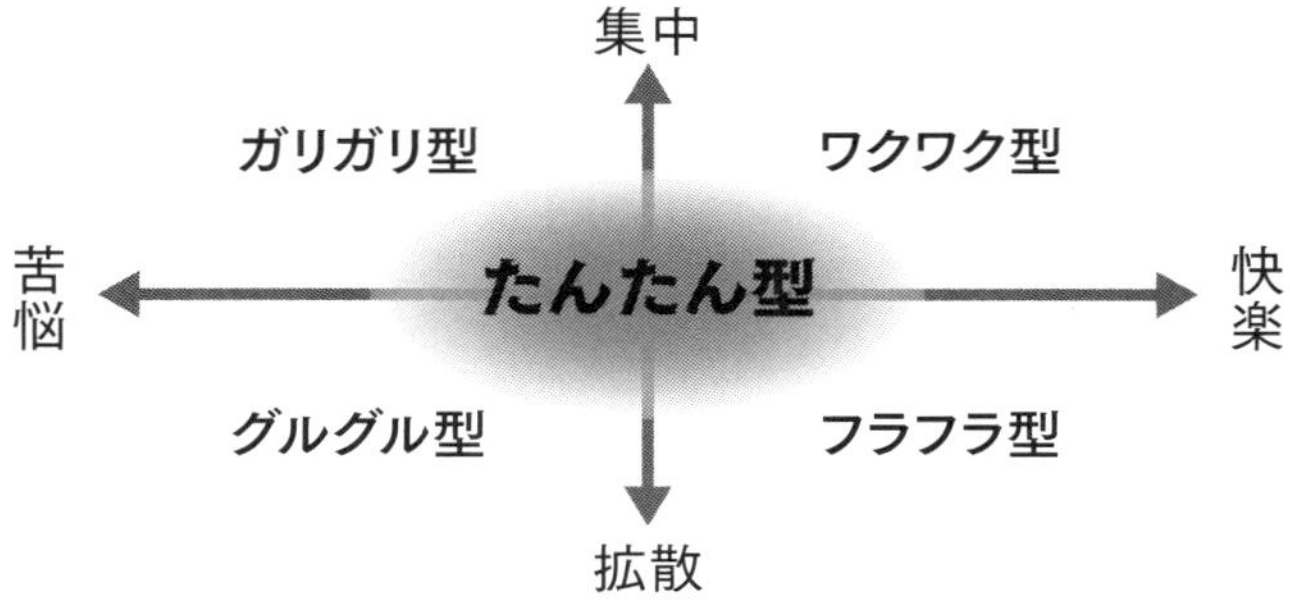

ガリガリ型：追い込まれて集中する　（不安回避）
ワクワク型：夢中になって集中する　（報酬期待）
たんたん型：気負いなく、静かに集中　（冷静中庸）
グルグル型：迷って、方向を決められない（迷い葛藤）
フラフラ型：あちこち、気の赴くまま　（自由散漫）

仲の良い友だちと、気の向くまま自由におしゃべりしたり、遊んでいるうちに、時間がどんどん過ぎてしまうような場合がある。あるいは楽しいことを次々に思い浮かべているときもあるだろう。

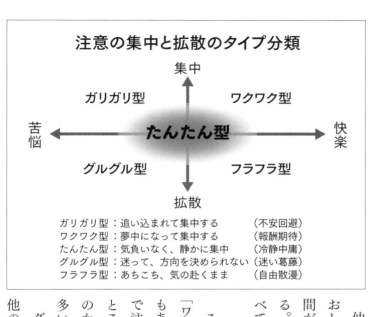

このように、私たちは「ガリガリ型」や「ワクワク型」で注意を集中しているときもあれば、「グルグル型」や「フラフラ型」で注意が分散・拡散している場合もある。ところが、自分の注意がどこに向いているのかに、自分自身で気づいていないことも多い。

グルグルと悩み、葛藤しているなかで、他のことに注意が向いて、そこで楽しいこないとを見つけて「フラフラ型」に移行することもある。こんなことをしていてはいけないと、「ガリガリ型」に向かうこともあれば、解決のためのアイデアがひらめいて「ワクワク型」で集中し始めるといったこともあるだろう。

その時々に意識が向いたことの影響を受けて、思考も感情もどんどん流れていく。こうした自分の気持ちの変化や注意がどこに向かっているかに、私たちはほとんど気づかない。

脳科学の研究で、一九九〇年代末にＤＭＮ（デフォルト・モード・ネットワーク）が発見された。これは何の課題も与えられていないときに、逆に活性化する脳内ネットワークである。脳のアイドリング状態とも言われ、脳全体の六〇〜八〇パーセントものエネルギーを消費する。このＤＭＮが活動的になると、グルグルと悩んだり、妄想が出てくることもあるという。マインドフルネスには、このＤＭＮの過活動を抑える効果がある。

物事をネガティブに捉えやすい人の場合は、「グルグル型」にはまると、さらにそこから悪いことをどんどん連想し、さらにグルグルを深めてしまうかもしれない。自分を必要以上に責めてしまい、落ち込むこともあるだろう。

ポジティブに捉えやすい人は、困ったことに出会っても、気分転換がうまい。その出来事の良い面に着目したり、好きなことで気分を変えて「ワクワク型」や「フラフラ型」に移行する。回復力が高いタイプといえるだろう。

これら四つのタイプの中間にあるのが「たんたん型」だ。気持ちはネガティブにもポジティブにも振れていないど真ん中、つまり中庸の状態だ。心は静かに澄んでいる。静かな湖面に映るように、世界をあるがままに捉え、自分自身の心の揺れにも気づいている。良いとか悪いと言った判断はなく、何かを得たいといった欲望に突き動かされているわけでもない。逃げたい、攻撃したいといった恐怖や怒りもない。自身の揺れ動く心も含め、ただ世界を眺めている。

あるがままの世界とともに存在し、自分自身はこの世界に溶け込んでいる。これがマインドフルな状態であり、意識は覚醒している。そんな状態にマインドフルネス・トレーニングを通じて、少しずつ近づくことができる。

気づけば自分をコントロールできる

ネガティブタイプよりもポジティブタイプのほうがよいと思われている。悩みすぎると、心の健康にも影響しやすい。
だからといって、悩んだり、苦しんだりすることが必ずしも悪いわけでもない。そこから私たちは新たなことを学び、苦難を乗り越えることで、よりたくましく生きることもできる。何がいいのか、悪いのかは一概には言えない。

マインドフルネスの観点から大切となるのは、「今、ここ」での自分の注意がどこに向いているのかを知ることだ。そして、状況に応じて注意をスイッチできるのが望ましい。間近に迫った商談や試験のことを考えて、不安になったり、悩むことがあるだろう。思考はグルグルと堂々巡りをしているかもしれない。これは商談を何とか成功させたい、試験に受かりたいという思いがあるからだ。そんなときに、悩んだり、葛藤している自分に気づき、必要な準備に気持ちを集中させることができれば、悩むことの意味が生まれる。悩むことも大切だけれど、悩み続けないことだ。

そのためには、自分が「悩んでいるのだな」ということに気づくことが大切だ。悩んでいることに気づいている自分、グルグル思考に気づいている自分は、もうすでに「グルグル型」から抜けている。この気づきを高める脳内ネットワークはSN（セイリエンス・ネットワーク）と呼ばれ、マインドフルネスによって活性化する。

自分の思考や感情を客観的に観察するとき、視野は大きく広がる。心の柔軟性が高まる「たんたん型」になっている。そして、事態を冷静に判断してから、必要なことに着実に取り組むことができる。

DMNは当初は悪者扱いされることが多かったが、記憶や社会脳との関わりが強く、記憶の整理や内省、社会性、発想力や創造性とも関係していると今では考えられている。散歩しているときに新たなアイデアが浮かぶように、答えがすぐにでない課題への解決と関係していると思われる。アイドリングと呼ぶのは、やや不当な扱いだろう。

「たんたん型」は、追い込まれて集中するわけではなく、興奮した集中状態でもなく、冷静かつ効果的に集中している状態だ。脳のなかでは、心の安定と幸福に関係する神経伝達物質、セロトニンが分泌されているだろう。

誰でもイライラしたり、不安になることがある。誰でも落ち込んだり、自分を責めることはある。そんな自分の不安な気持ちを観察している自分は、すでに不安に苛まれてはいない。イライラを観察できている自分はすでに冷静な自分である。これが「我に返った自分」である。

悲しいから泣くこともあれば、泣くから悲しいこともある。可笑しいから笑うこともあれば、笑うから可笑しくなることもある。「笑いのツボ」に入ってしまうと何でも可笑しくなってしまうことがある。

試しに、ちょっと微笑んでみる。すると、それだけで気分が変化する。自分の注意がどこに向いているのか。それだけで気分はどんどん変化する。

自分の注意は「今、ここ」でどこに向いたのか。そのことに客観的に気づくのが「たんたん型」である。そして、「今、ここ」での気持ちの変化に気づくことで、自分の状態をコントロールできる可能性が生まれる。

この「気づきの状態」こそ、マインドフルネスの状態である。マインドフルネスでは、この気づきのトレーニングを「呼吸瞑想」から始める。

3章

「今、ここ」の自分に気づく

自分の呼吸に注意を向けてみる

マインドフルネスは「今、ここでの体験にあるがままに気づくこと」である。そこで、「今、ここ」での自然呼吸に注意を集中し、自分の呼吸に気づく。これが「呼吸瞑想」である。

呼吸瞑想では、気持ちがあちらこちらにさまようことにまず気づく。こんなにも心は揺れ動くのかと思う人も多い。そして、注意が呼吸から離れたことに気づいたら、再び呼吸に注意を戻す。このことが集中力を維持する練習になる。

呼吸瞑想をはじめた当初は、頑張って集中しようとするかもしれない。つい「ガリガリ型」で呼吸をしてしまう。しかし、一～二週間も続けているうちに、呼吸にゆったりと集中することが次第に分かってくるだろう。ただ、呼吸に気づいている状態がどういうことなのかが分かってくる。

呼吸瞑想は決して難しいわけではない。誰にでも簡単にできる。ところが、マインドフルネスブームのなか、よく分からないまま自己流で取り組む人が多いのもまた事実だ。なかには何年も間違えたままトレーニングを続け、これでいいのかと戸惑い続けている人もいる。単に呼吸瞑想のコツを教わっていないだけのこと。せっかく瞑想を続けているのにもったいない。そこで、ここでは誰でも呼吸瞑想ができるようになるよう、できるだけわかりやすく呼吸瞑想のポイントを説明する。

最初のポイントは「自然呼吸への集中」である。私たちは普段、呼吸のことを意識することは少ないだろう。緊張したときや激しい運動をしたときに呼吸が乱れていることに気づくぐらいである。

それ以外は、寝ているときも、起きているときも、仕事のときにも、恋人と語り合っているときも、呼吸は自然にしている。この自然呼吸に注意を集中し、今の呼吸に気づく。それがマインドフルネスでの呼吸瞑想である。

今、この瞬間に自分は息を吸っているのか、それとも吐いているのかに気づく。呼吸の始まりから終わりまで、どのように呼吸をしているのか、呼吸を確認し続ける。

二番目のポイントは、「体の感覚としての呼吸に気づくこと」である。空気が鼻から入って、鼻から出て行く。この空気の流れを鼻先で感じる。

鼻の穴や鼻の下あたりに空気の流れを皮膚感覚として感じ取る。鼻から出てくる空気と鼻に入っていく空気では、どちらのほうが温かいだろうか。空気の流れの強さ、あるいは湿り気はどんなふうに感じるだろうか。それを確認する。

このように、鼻先での空気の流れを繊細に感じる。これが「呼吸に気づく」ということである。

鼻先よりもお腹の膨らみや縮みのほうが呼吸を感じやすいという人は、お腹で呼吸を確認する。吸う息とともに、お腹が膨らむ。吐く息とともにお腹が縮んでいく。このお腹の膨らむ、縮む変化を確認することが「今、ここでの呼吸に気づく」ことである。

まず、最初にちょっと試して欲しい。体で呼吸を感じるわけだが、どの部分が呼吸を感じやすいだろうか。できれば鼻先かお腹のどちらか一方、呼吸の変化を確認しやすい方を決め、その部分での体の感覚の変化に注意を集中する。

三番目のポイントは「呼吸から注意がそれたら、呼吸に再び注意を戻すこと」だ。

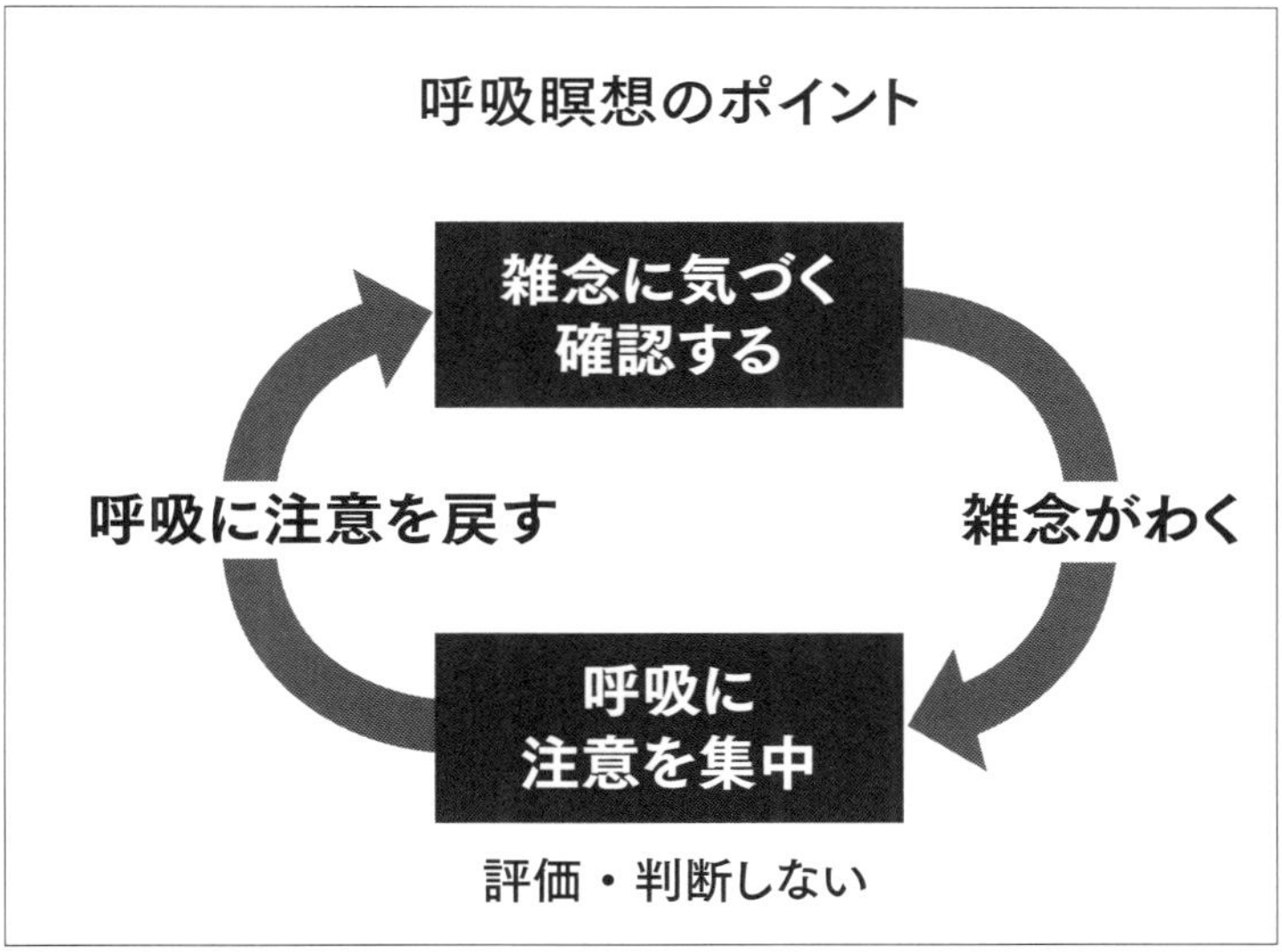

例えば、外からの音が気になる、姿勢がつらくなる、何か他のことを考えるなど、私たちの注意は簡単に呼吸からそれてしまう。

このとき、「外の音が気になったのだな」とただ確認し、それたことや外の音に対して判断や評価することなく、それ以上は深追いせず、ただ呼吸に注意を戻す。

多くの人が最初に起こしやすい間違いは、呼吸を意識的にコントロールし、吐く行動、吸う行動そのものに注意を集中してしまうことである。これは、吸おうとすること、吐こうとすることに注意を集中していることになる。これはマインドフルネスではなく、いわゆる呼吸法となる。

呼吸法とは、その名の通り、ある決まった方法で呼吸をする。例えば、お腹を意識して、五秒で吸って、三秒は止めて、八秒で吐くなど、呼吸に関する決めごとがある。その決めた方法で、意識的に呼吸をするのが呼吸法だ。

一方、マインドフルネスの呼吸瞑想はあくまでも普段通りの自然な呼吸を観察する。呼吸のペースや深さをコントロールしない。鼻から吸って、鼻から吐くことだけを基本に、「呼吸にともなう体の感覚に気づく」のがマインドフルネス呼吸である。

いわゆる腹式呼吸などの呼吸法と呼吸瞑想は、この点がまったく異なるので、初めての人は間違えないようにしよう。

一分間の呼吸瞑想で気づくこと

呼吸瞑想では自然呼吸をただ観察する。呼吸に伴い生じてくる体の変化をただそのままに確認し、ただ受け取る。これが「呼吸に気づく」ということだ。

このことを繰り返し述べるのは、私たちは、どうしても何かを積極的にやろうとしてしまうからである。最初のうちはマインドフルネスの呼吸瞑想と一般的な呼吸法を混同してしまって、一生懸命に呼吸法をやろうとしてしまう人がとても多い。

呼吸に「ガリガリ型」で集中せず、「たんたん型」で呼吸に伴って生じる体の感覚の変化をただ確認する。

では、ここで一分間だけでいいので、最初に呼吸瞑想を簡単に体験して欲しい。瞑想は頭で理解するよりも体験で学ぶ方が早い。最初はあまり詳しく説明しないけれど、まずは少しだけ体験すると、後の説明も分かりやすくなるだろう。

①姿勢を整え、ただ呼吸する

・椅子に腰掛けてもいい、床に坐禅のように坐ってもいい。背筋を伸ばし、呼吸をしやすい姿勢になる。

・両肩の力を抜いて、口は軽く結んで、鼻から吸って、鼻から吐く。

・「今、ここ」の体の状態を確認し、自然に呼吸する（数回）。

②自然呼吸に注意を集中する（約一分間）

・変化する体の感覚に注意を集中する。注意を集中するポイントは、鼻先かお腹のどちらか一つに決める。
・鼻先の空気の出入り、もしくはお腹が膨らむ、へこむことで、吸っているときに、吸っていると気づく。吐いているときには、吐いていると気づく。
・呼吸から注意がそれたら、そのことをただ確認し、判断・評価せず、再び呼吸にやさしく注意を戻す。
③呼吸への注意集中をやめて、ただ自然に呼吸する（数回）
・終了後に、体を軽くほぐす。

実際にやってみた感想はどうだろうか。本を読んでいる途中では次に読み進めたくなるかもしれないが、たったの一分間だけでよいので、ここでぜひ呼吸への注意集中を体験して欲しい。実際に体験してみることで、内容への理解が深まる。

さて、呼吸への注意集中だが、人それぞれいろいろな感想が出てくるだろう。初めてやった人では、「呼吸がうまくできなかった」と答える人も多い。「雑念がたくさん湧いてきた」、「たった一分だけど、気持ちが落ち着いた」という人もいる。「ちっとも落ち着かなかった、緊張した」という人もいるはずだ。どの体験もすべて、そのままでいい。

呼吸をコントロールしない、自然呼吸をただ観察するのは、実はそう簡単なことではない。観察しようと頑張り過ぎて、緊張することもある。

普段の私たちは、呼吸のことをほとんど意識しない。体が求めるまま、自然に呼吸をしている。ところが、いったん呼吸を意識したとたんに、その呼吸が乱れ始める。そして「自然に呼吸する」ということそのものがよく分からなくなってくる。そのため、瞑想を始めた最初の頃は、逆に息苦しさを感じたり、緊張してしまったりすることがよくある。でも、心配はいらない。

どうも「うまく呼吸ができない」と感じたなら、それはすでに呼吸を上手にしようとする意図が働いているからだ。その意図から緊張が生じて、息苦しさを感じる人もいる。でも、それでいい。

もし、ここで息苦しさを感じたならば「息苦しいと感じた」と、気づけばそれでいい。ここで緊張していたなら「緊張した」と、ただ気づけばそれでいい。そう、ありのままの呼吸、ありのままの状態に気づくのがマインドフルネス呼吸である。

そう思って呼吸瞑想を続けているうち、次第にマインドフルネスの回路が脳のなかに育ち、呼吸を静かに観察できるようになる。自ずとできるようになる。

ゆったり集中で「心の動き」が見えてくる

わずか一分間の呼吸への注意集中でも、ほとんどの人は呼吸から他のことに注意がそれてしまうだろう。一般的に「雑念が浮かんだ」というが、これもあまり気にすることはない。雑念が浮かぶほうが自然だ。

お腹に注意を集中しているはずが、別の何かのことが気になったり、考えたりする。たとえば、「呼吸が乱れているなあ」と感じる、外の音が気になる、なぜか昨日のことを思い出すといったことがある。心は目まぐるしくさまよう。

自分の気持ちが呼吸からそれたことに気づいたら、そのことをただ確認して、再び呼吸にやさしく注意を戻す。このときに、注意がそれたこと、他のことを考えたことについて、後で詳しく説明するが判断や評価をしない。まずは注意がそれたことに気づけば、ただ再び呼吸に注意を戻すだけでいい。

ここに呼吸瞑想のすべてがある。最初は分かりにくいだろう。これでいいのかといった疑問がよぎる。何をやっているのか自分でもよく分からないという印象を持つ人も多いだろう。それでかまわない。疑問が浮かべば、疑問が浮かんだと気づくことが、自身の心に気づくことである。

気づきがマインドフルネスのすべてだ。気持ちが落ち着かないこともあれば、集中できることもある。そうした「心の動き」に気づくことがいちばん重要となる。マインドフルネスのコアは心を動かさないよう頑張ることではない。「動く心に気づく」のがマインドフルネスだ。

このポイントを最初に理解して欲しい。一分間の瞑想から、「ゆれ動く心」を体験することからマインドフルネス瞑想は進む。

人の思考、あるいは感情は、次から次へとトコロテンのように展開していく。まるで連想ゲームのように、別の方向へとどんどんと注意はずれていく。心はグルグルと堂々巡りをしたり、フラフラとさまよったりするものだ。その結果、集中力は途切れ、今、いったい何をしていたのかを忘れてしまうといったことも起きる。

こうした経験は誰にでもあるだろう。「あれ？　私はいま、何をしようとしていたのだろう？」と、ふと我に返ることはないだろうか。

ここで「あれ？」と、気づくのがマインドフルネスの気づきだ。注意がそれることは、いつどんなときにも起きる。しかし、そうした自分の心の動きに私たちは気づかないことが多いのだ。

エクセルで表計算をしているとき、重要な商談のとき、車の運転中のとき……など、当人の責任感やモラルとは一切関係なく、私たちの注意はいとも簡単にそれてしまう。注意がそれたままになることで、悲惨な結果に結びつくことも少なくはない。

だからといって、ガリガリ集中しても続かない。呼吸への注意集中、それたら戻すという練習を通じて、ゆったり、たんたんと集中する練習になる。

注意の集中が途切れることは誰でも起きる。人間の脳はそのようにできている。作業に集中していても、外から声をかけられるとそう気づく。周囲からの刺激に触発され、常に別のことに気が取られるのである。

人間の脳の構造はほぼ三万年以上前からほとんど変化していないと言われる。原始時代のままである。獲物をとることや食べることに集中していて、サーベルタイガーが牙を向いてやってきたことに気づかなければ、終わってしまう。

周囲の環境変化、リスクに対して敏感に反応しなければ、生き残れない。たった一つのことに集中することは必ずしも生存に適していない。仕事に集中するあまり火事に気づかないで焼け死んでは困るのだ。

注意がそれるのは必要なことだ。集中して他に気持ちが向かわないのが集中力ではなく、その場で必要なことに注意を向けられることが重要なのだ。

道を歩いているときにも、仕事をしているときにも、私たちは五感を通じてたくさんの情報をうけとっている。そこで必要な情報を自動的に選択している。このときに刺激に反応して注意が向くときがある。名前を呼ばれて振り向く、焦げ臭い匂いに火事ではないかと気づく、運転中に景色に目を奪われるといったこともあるかもしれない。これは「刺激反応型の注意」だ。反射的にその対象への注意が向く。

名前を呼んだ人が久しぶりにやってきた友人だと気づいて、いったん仕事をおいて友人と話を始めるかもしれない。もしも急ぎの仕事の途中であれば、少しだけ待ってもらって、再び作業に戻る。集中力を高めて、必要なところまで完了させる。これは「目的型の注意集中」である。

運転中に景色に目を奪われるのではなく、美しい女性にみとれるわけでもなく、道路に注意を戻すのが目的型の注意集中だ。「今、ここ」で注意すべきだと判断した対象に、注意を戻すのが集中力である。

集中力があるというのは、他のことに気づかないことではない。他のことが気になり、百回それても、千回それようとも、集中すべき対象に注意を戻すことで、集中し続けることを集中力があるという。

ここに、注意すべき対象から「注意がそれたことに気づくこと」と「注意を元に戻すこと」の二つが必要になる。

マインドフルネスと注意集中

マインドフルネス瞑想では、呼吸に注意を集中しようとしているからこそ、呼吸から注意がそれることに私たちは気づくことができる。

注意の対象を限定することで、さまよう心に気づくことができる。呼吸への注意集中という枠組みを設定することで、そのキャンバスに描かれる「心の動き」を観てとることができるのである。

私たちの注意は、外からの刺激や心のなかに浮かんだことにすぐさま向かい、いつもさまよっている。呼吸瞑想のときに注意が他にそれるように、エクセルで計算をしているときにも、報告書を書いているときにも、誰かと話をしているときにも、他のことに注意はいつでも、何度でもそれていく。

仕事のときに、今日の夕食のことや明日のスケジュール、まったく別の仕事のことなど、「今、ここ」とは別のことに注意がそれていく。そのことに気づくことと、呼吸から注意がそれたことに気づくのは同じである。それたら戻すこともまた同じである。

とくに注意がそれやすく、落ち着きがない、片付けられない、すぐに約束を忘れてしまうといったことが多く、日常生活にも支障をきたしている場合は、ＡＤＨＤ（注意欠陥・多動性障害）と言われる。

ＡＤＨＤでは、周囲からの刺激に過敏に反応し、注意の対象があちらこちらに移る。そのため、落ち着きがなく、物事をコツコツと持続して続けることが苦手になる。その一方、サービス精神が旺盛で、独創的なアイデアが次々に浮かぶといった特徴もある。必要な対象へ注意を持続するのが難しいので、マインドフルネス瞑想の注意集中のトレーニングが効果を発揮すると言われ、ＡＤＨＤの治療にも使われている。

余談になるけれど、ＡＤＨＤ傾向がある場合に、高い集中力を発揮することがある。これは刺激型が持続している場合だ。典型的にはゲームに集中しているような場合である。本人にとって興味があり、刺激的なものについては数時間も没頭することも珍しくはない。だから注意欠陥・多動性障害の傾向があるからといって必ずしも注意集中ができないわけではない。注意の対象を適切に切り替えるのが不得意であり、ときに高い集中力を発揮しているかと思えば、どんどん注意の対象が変化していく。過集中と注意散漫が極端に現れやすいのである。

注意のコントロールにとって重要なのは、まず「自分の注意がどこに向いているのかに気づくこと」だ。次に「注意すべき対象から別のことにそれたことに気づくこと」、そして「注意をもとに戻せること」である。

注意がそれたことに気づかないとそれたままであり、いつまでたっても元に戻れない。次から次へと注意の対象が異動する他、とめどもなく連想が続く空想、あるいは妄想の世界に行ったままになってしまう。

呼吸に注意を戻せないということは、エクセルの表計算に戻れないことと同じである。それたまま気づかないということは、今ここで何をしようとしているのか、自分の行動意図が自覚されていないことになる。

瞑想のインストラクションをしていると、ときどき「雑念はまったく浮かびません」という人に出会うことがある。もしかしたら、本当にそうなのかもしれないが、ほとんどの場合は雑念が浮かんだことに、当の本人が気づいていない。

だから、雑念がまったく浮かばない場合も、「瞑想を続けるうちに必ず雑念は浮かぶようになるから、心配しなくてもいい」と伝えることもある。

もちろん雑念を浮かべるのが目的ではない。しかし、雑念に気づいて、呼吸に注意を戻すことが瞑想のトレーニングそのものといってもいい。雑念こそが瞑想を深めて行く道標となる。雑念が浮かぶことをダメだと考える必要はまったくない。雑念こそ、瞑想の宝であり、肥やしとなる。

注意がそれても、やさしく戻せばいい

瞑想をしていても必ず注意はそれるものだと考えて欲しい。ここで重要となる次のポイントは、注意がそれたことに対して「評価や判断をしない」ことだ。注意がそれたことを「悪い」とか、注意がそれない自分は「すごい」といった評価をしない。

瞑想をしているのにも関わらず、気持ちが落ち着かないことに気づいた。その途端に明日の仕事が気になった。こうした連想は瞬時に起きる。このときに、「明日の仕事が気になった」と確認するだけに留め、再び呼吸に注意を戻す。たんたんと呼吸に注意を戻す。

私たちは自分の行動について、いつも主観的な判断を繰り返している。「あー、失敗しちゃった、なぜだろう……」「こんな自分はダメだ」と、思考を巡らせるかもしれない。そこからさらに、将来のことを心配したり、預金通帳や家のローンを気にしたりする。あ

るいは晩ご飯のおかずのことが浮かぶかもしれない。

自分の行動について反省することは、もちろん無意味なわけではない。家のローンのことも、晩ご飯も大切だろう。瞑想中に明日の予定が浮かぶ、晩ご飯のおかずが気になるといったことがある。それでかまわない。雑念はいくら浮かんでもいい。浮かんだという事実があるだけだ。

しかし、今ここでのテーマは瞑想であり、家のローンや明日の予定、晩ご飯のおかずの心配をするシーンではない。

「やさしく、戻す」とは、「うわっ、瞑想中なのに晩ご飯のことを考えちゃった、ダメだなあ」などと、さらに余計なことは考えないで、ただたんたんと「呼吸に注意を戻す」ことである。

「こんなことを考えたなんて、修行が足りない」などと考えること自体も雑念であって、そこに拘ると呼吸への注意集中というテーマからさらに注意はそれていく。だから、自分が何かを考えたり、感じたりしたことについて、評価や判断をせず、ただ考えたことや感じたことをそのまま確認するだけにする。

不安を感じるのは悪いことではない

たとえば、試験を前にして、受かるのかどうか不安を覚えることがあるだろう。上司への報告、大きな商談、新しい商品の開発等、仕事がうまく進むのかどうか不安を感じることもある。では、私たちはなぜ不安を感じるのだろうか。

試験に受かるかどうか不安を感じる場合、その理由は二つある。

一つ目は、その試験が大切だと思っているからだ。受かっても落ちてもどちらでもいいような試験には不安を感じないだろう。大切であり、受かりたいと願っているからこそ、私たちは不安を感じる。

もう一つは、その試験に受かるかどうか分からないから不安を感じる。必ず落ちる試験にも、必ず受かる試験にも、私たちは不安を感じることはない。

私たちが試験を前に不安を感じるのは、それが大切であり、結果が不透明だからだ。未来に起こる出来事が分からないのは当然のことだ。それでも、ちゃんと受かりたいと思うから不安になる。これは果たして悪いことなのだろうか。

商談を成功させたいと願っていても、結果が見えないから不安になる。安心して健康に暮らしたいと願っているけれど、将来の仕事や健康に保証がないから不安になる。

不安感情は、よりよい将来のためにリスクを減らすためのメッセージであり、より準備を万全に整えるために起こっている。であるからこそ、不安を感じていること自体は素晴らしいことであり、不安なことに何か問題があるわけでもない。

にもかかわらず、私たちはいったん不安を感じ始めると、不安なことについて考えを巡らせ、不安の材料をさらに集めてしまうことがある。そして不安を強く感じて、不安に苛まれ、試験勉強に手が着かないと、まさにその不安は的中してしまう。

ここで不安を減らそうと、不安なことを考えないようにすることがある。不安をダメなこと、感じてはいけないものとして押さえ込みたくなるかもしれない。しかし、不安と対決して無理に抑圧すると、不安はより大きくなってしまう。

「シロクマのことを決して考えてはいけない」と言われると、私たちは余計にシロクマを意識して、シロクマに囚われ、シロクマが忘れられなくなってしまうのだ。

不安な自分を受け入れる

不安に限らず、ネガティブな感情はたくさんある。悲しみや落ち込み、イライラ、怒り、恐怖など、たくさんのネガティブ感情はあるけれど、そうした感情はいずれも必要だからこそ、私たちの心のなかに生じてくる。

高いところが怖いのは、高いところが危険だからだ。もしも恐怖を感じないとすれば、事故にあいやすく、命を落としかねない。悲しみは大切なものを失くしたときに起きる感情だ。悲しみの感情があるから、私たちは大切なものを大切にできる。周囲の人の悲しみに共感し、生きていくうえで大切なものをなくした人に対して助けの手を差し伸べることもできる。

ネガティブな感情もとても大切な感情であり、その感情を十分に尊重し、自分自身の感情を素直に受け取ることは自分を大切にすることでもあり、ここから自己肯定感も生まれてくる。

私たちの感情は常に揺れ動く。そんな揺れ動く思考や感情について、評価や判断をすることなく、リアルな自分を丸ごと受け入れる。「今、ここ」の自分をそのまま受け入れることが自己受容となり、自己肯定感を高めて行く。

呼吸とともに、心に浮かぶいろいろな出来事に囚われないというのは、否定することや押し込めること、排除することではない。そのままに、ただ確認することだ。

不安を感じた自分のことをダメだ、などと無駄なことを考える必要はない。ただそのまま認めることで、不安は静まっていく。相手に腹を立てたとすれば、その怒りの感情をただ観察することで、怒りは次第に消えていく。

「自分が怒っているのだな」とただ気づく。そのまま受け取るだけに留めることが自分を認め、怒りを外に出さずに、鎮めていくことにつながる。

姿勢を調えると心も調う

姿勢を調えることで、呼吸はしやすく、また心も調ってくる。坐るときの姿勢のいちばんのポイントは、呼吸をしやすいこと、自然にゆったりと呼吸ができる姿勢であることだ。

背筋がまっすぐに伸びず、前に倒れすぎていると胸やお腹が苦しい。逆に腰や胸を反らせすぎても、呼吸はゆったりとできない。

背筋をまっすぐに、安定した姿勢でどっしりと座る。背筋を伸ばすといっても、あまり緊張しないで、腰骨から脊椎が順番に上に積み上がり、頭は天井から吊るされているようにイメージする。重心は背骨の内側にそって、垂直に座骨に落ちるイメージだ。腰から背骨が自然なS字を描きながら天井にむかって立ち上がり、ゆったりしながらも美しい姿勢に調えると、心を安定させるセロトニンが脳内に分泌される。

これが眠くなりにくく、集中力を保ちやすい姿勢でもある。つまり、呼吸がしやすく、安定していること、眠くなりにくいのが瞑想をするときの姿勢のポイントだ。

床に坐る場合は、坐禅のように結跏趺坐《けっかふざ》で足を組んでもよいけれど、足が痛くて難しい。そこで、左右どちらかの足を太ももに乗せる半跏趺坐《はんかふざ》や両足を床に落として坐る達人座、あるいは胡座でもよい。半跏趺坐では、右の足を左の股の下に深くいれ、左の足を右の股の上にのせる。

床に坐り、姿勢を調える

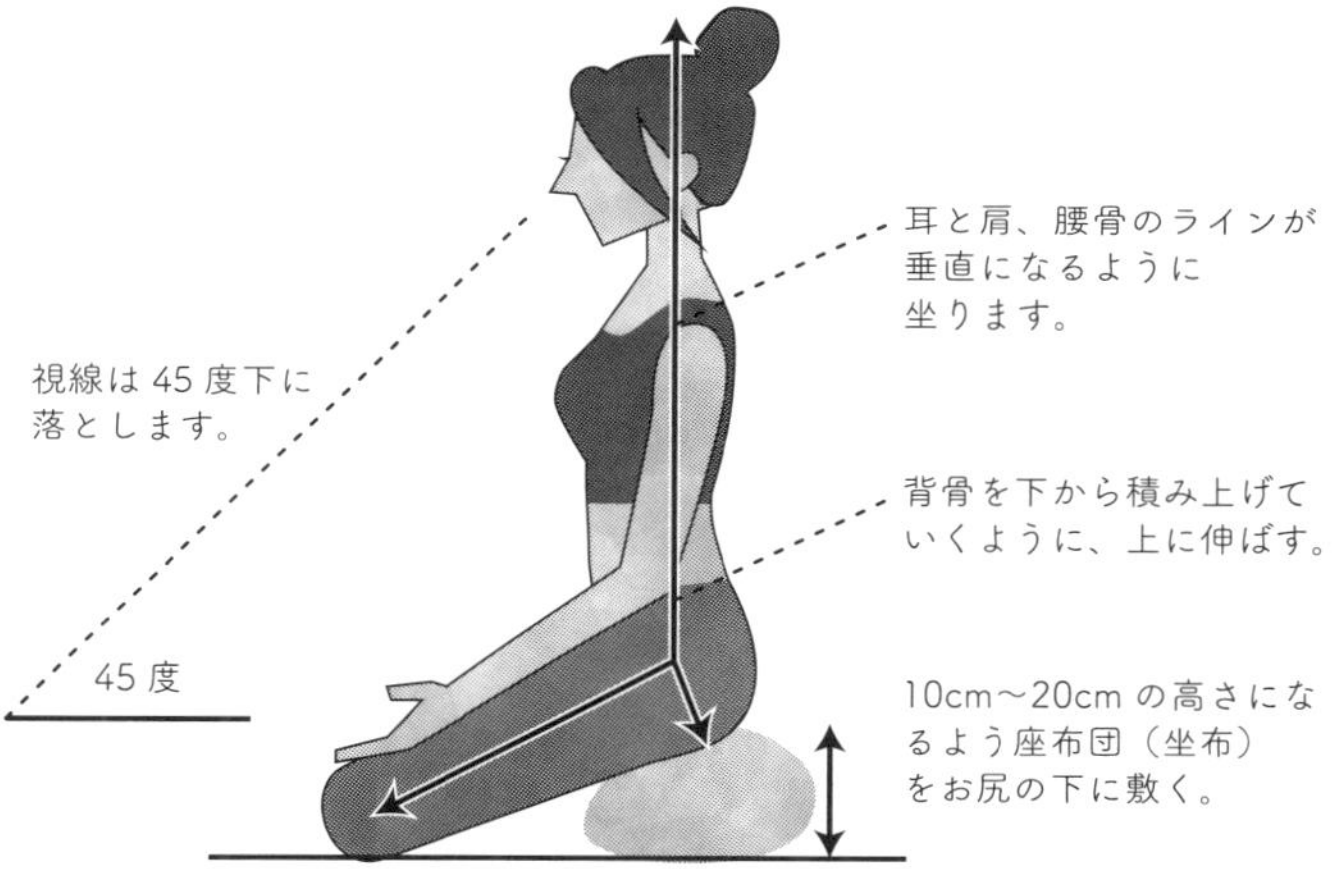
耳と肩、腰骨のラインが
垂直になるように
坐ります。
視線は45度下に
落とします。
背骨を下から積み上げて
いくように、上に伸ばす。
45度
10cm～20cmの高さになるよう座布団（坐布）
をお尻の下に敷く。

三種類の脚の組み方

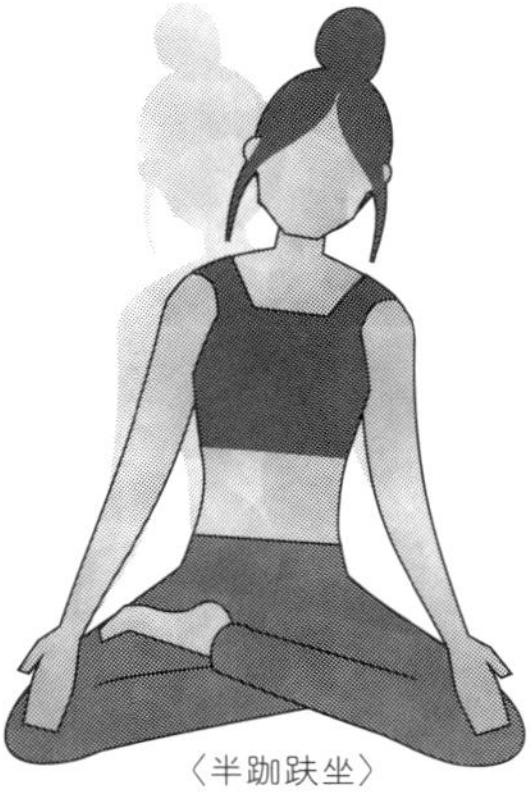
〈半跏趺坐〉

半跏趺坐では、左足をお尻の下まで
十分に引き寄せて、右足を左太腿の上に載せます。

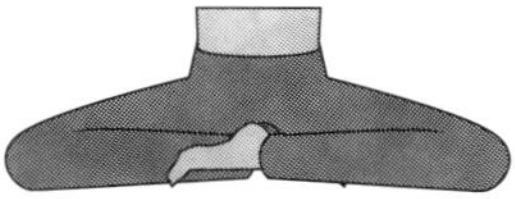
〈達人坐（半）〉

左の踵を会陰部に着け、右の踵を重ねます。両方の踵を床に置いたのが半達人坐、踵を上下に重ねると達人坐になります。

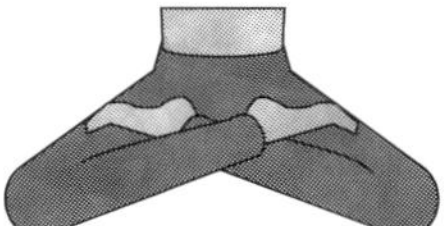
〈結跏趺坐〉

結跏趺坐は、右足を左の太腿に乗せ、さらに左足を重ねる禅の坐り方です。

マインドフルネスではとくに姿勢の定めはないが、背筋を伸ばして、無理なく、安定して坐れることがポイントとなる。

床に坐るときは、お尻の位置を少し高めにすると姿勢は安定しやすい。座布団を折りたたんで重ねるか、本格的に坐りたいときは専門の坐布をお尻の下にしいてもよい。坐布とは座禅のときに使う直径が三〇センチ、厚さが15センチぐらいの丸い坐布団のようなものだ。禅寺にもあり、インターネットの通販でも売っている。

お尻の位置があがることで、床に着く両膝とお尻の三点で安定した姿勢となり、どっしりと坐ることができる。

慣れないうちは姿勢が安定しにくいかもしれない。まず最初に、体を前にだらりと倒してから、ゆっくりと腰から上体を起こす。このことで腰がまっすぐに立ちやすくなる。そして、体を左右に大きくゆったりと揺らし（87ページのイラスト参照）、その揺れを少しずつ小さくしながら、ちょうど左右がセンターになるところで止まる。

そして、鼻の真下に臍がくるよう、耳の位置、肩の位置、腰骨が垂直に、左右の坐骨に体重が均等にのるように坐る。

椅子を使ったときの姿勢

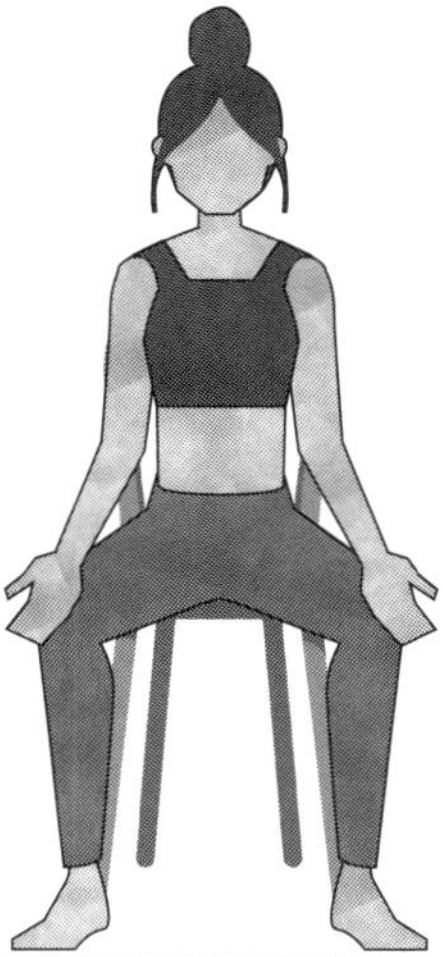

- 肩や腕の力を抜いて、胸をゆったり広げて坐ります。
- 膝を開き気味に、両足は床にぴったりと着けて、脚の重さを感じられるようにします。
- 胸が自然に開くよう、両手を膝に乗せます。
- 床に坐るときと同じように、背骨を下から積み上げていくように、背筋を上に伸ばします。
- 視線は床のほう、斜め45度下へ落とします。

顔は正面を向け、視線だけを斜め45度下へ落とす。床に坐っている場合は、一メートルぐらい先の床に視線が落ちるようにする。眠くなりやすいので、目は閉じないのが基本となるが、閉じたほうが集中しやすい場合は閉じてもかまわない。

床に坐るのがつらい場合、あるいは坐る場所の都合もあるので、椅子をつかってもいい。椅子の場合は背もたれにはもたれないようにする。椅子のやや前のほうに腰掛け、両足にも体重がのり、しっかりと床につくようにする。

そして、床に坐るのと同じように背筋を伸ばす。両膝はそろえるよりも、肩幅と同じぐらいに開いて、膝の真下に両足が来るようにする。椅子の場合は頭の位置が高くなるので、それだけ視線は先となり、一・五メートルぐらい先に落とすとよい。

口は軽く閉じて、舌を上あごの歯の付け根につけると、鼻から吸って、鼻から吐く呼吸となる。少し微笑むように口角をあげるのもよい。肩や肘の力を抜いて、両手を左右に開いて両腿におく。あくまでも肩の力、顎の力を抜いて、口を軽く閉じ、ゆったりと坐る。

この状態で、足やお尻で床を感じて、ゆったり安定して坐っている感覚をしばし味わう。肩や首、腰など落ち着かないところがあれば、少し体を左右に揺らしたり、肩などを動かして調整する。そして、落ち着いて坐れる姿勢に微調整した後、呼吸瞑想に入って行く。

坐る姿勢が安定することが瞑想ではとても大切だ。禅やヨーガでは、古くから調身・調息・調心と言われたきた。姿勢を調えることで、セロトニン神経は活性化し、呼吸は調い、心も調う。

最初は姿勢が安定せずに落ち着かないだろう。足のしびれや痛み、腰や背中が痛くなる

呼吸に注意を集中するポイント

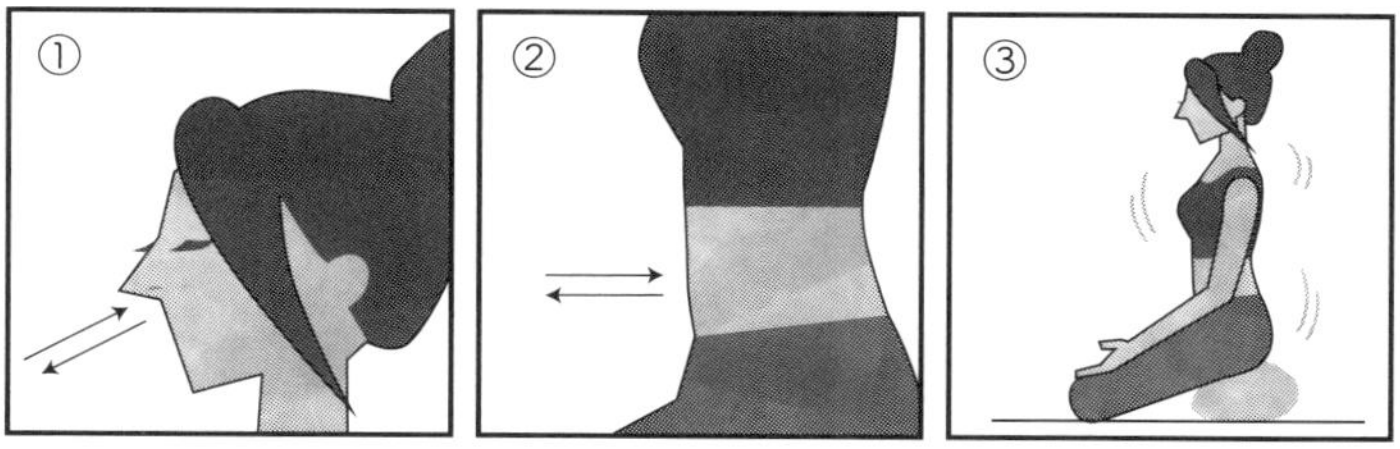

①鼻先か、②お腹の一点に注意を集中する

鼻先の空気の出入り、またはお腹の膨らみ・縮みを観察する。自分が注意を集中しやすいほう、どちらかに注意を向け、呼吸に気づきます。

③気づきを全身へ広げる

呼吸とともに変化する体の感覚を全身へと広げます。お腹だけではなく、胸や肩、腰等の変化をできるだけ細かく受け取ります。

ことも多いけれど、次第にゆったりと落ち着いて坐れるようになる。

瞑想をしていると眠くなることもよくある。徐々に首が前に落ちて、体も前に倒れて、舟を漕ぎ始める。眠くなることもあると気楽に考えて、まずは瞑想をしてみる。瞑想に慣れるに従い、眠気は出にくくなる。

一〇分でできる呼吸瞑想

では、具体的に呼吸瞑想をはじめてみよう。

最初に姿勢を調え、ゆったり呼吸する。瞑想のはじまりでは、あまり呼吸に集中しようと思い過ぎない。ただ、漠然と姿勢や呼吸を感じて、姿勢が落ち着かないときには、お尻や肩の位置などを調整する。

しばらくして、その場に体が馴染んだところから、②の呼吸への注意集中には入っていく。鼻先での空気の出入り、またはお腹の膨らみや縮みのどちらか一方、体の一点にポイントを絞り、体の感覚としての呼吸に注意を集中する。

そして、呼吸から注意がそれたことに気づいたら、その確認だけにとどめ、判断や評価することなく、ただ呼吸に注意を戻す。

ここまでが呼吸瞑想の基本となり、最初に述べた「一分間の呼吸瞑想」と同じである。なお、（ ）内で示した時間はあくまで目安なので、あまり細かくこだわらなくてもいい。

①姿勢を調えて座る（一分）
・呼吸をしやすい、ゆったりとした姿勢で坐る
・呼吸をただ感じる。姿勢が気になれば調整する
②からだの一点で呼吸を感じる（三分～五分）
・お腹や鼻先等、最初は体の一点で呼吸を感じる
・雑念に気づいたら、ただ呼吸に注意を戻す

呼吸瞑想に初めて挑戦する場合は、呼吸に集中し続けるのが難しいと感じるかもしれない。そんなとき、最初は「吐く息」だけに注意を集中するとやりやすい。少し慣れてきたら、「吐く息」と「吸う息」の両方に注意を向ける。ここでも呼吸に注意を向け続けようと意識しすぎると、逆に注意が途切れて散漫になりやすい。注意の対象は「フラフラ」と、いろいろなところへとさまよいやすい。

そこで、一息、一息に集中する気持ちで、呼吸への注意を続けるのも一つの方法だ。まずは、「今、ここでの一息」を感じる。そしてまた「次の一息を感じる」といった気持ちで、一息、一息への集中を繰り返す。

こうして、体の感覚として呼吸を受け取っていると、次第に気持ちが落ち着いてくる。人によっては、呼吸を意識しすぎて、落ち着けるようになるまで少し時間がかかるかもしれない。個人差がある。

呼吸に注意を集中するときに、あまり「ガリガリ」と集中しすぎないのがポイントだ。頑張りすぎず、「ふんわり集中する」といった気持ちで瞑想する。

こうして、②の瞑想で気持ちがある程度まで安定したことを感じられたら、呼吸への注意集中を鼻やお腹などのワンポイントから全身へと広げていく。

③呼吸を感じる感覚を全身へと広げる（三分〜五分）
・お腹や鼻先から、胸や腰、背中、肩など、全身が微細に動いていることを確認し、ただ受け取る。

④呼吸をゆったり感じて後、終了（一分）
・からだを軽く左右に揺らし、目を閉じている場合は開ける
・軽いストレッチなどを行い、痛みやしびれなどをほぐす

②では鼻先やお腹など、一か所に注意を集中した。③では呼吸に伴う体で感じる変化を全身へと広げていく。ここが大きな違いである。呼吸に伴う空気の流れを感じるのは鼻先だけではない。鼻の奥や喉でも空気の流れを感じるだろう。

また、膨らんだり縮んだりといった動きがあるのも、お腹だけではない。胸や腰も膨らむ、縮むといった動きがあり、肩も上下している。全身が呼吸に伴い微細な動きを繰り返

している。

こうした全身での変化に気づくままに、気づく。あまり無理に感じようとはしない。静かに坐り、できるだけ微細な動きを体で確認し、そのまま受け取るようにする。

そうするうちに、自分と体との一体感が出てきたり、まるで体がなくなったような感覚を覚えることもある。

しばらくの間、全身で呼吸を感じた後、終了するときには体を左右にゆっくりと揺らし、目を閉じている場合には目をゆっくりと開き、目に入ってくる光を感じる。

そして、最後に肩を回したり、軽いストレッチなどをして、全身をほぐす。

全体では一〇分程度の瞑想になるが、この時間はあくまで目安である。短くてもいい。慣れてくるに従って、自分の好みで伸ばしてもよい。

また、慣れてくるに従って、②のワンポイントに集中する時間が短くても、安定状態に入りやすくなってくる。呼吸を全身で感じることができてくれば、次の「気づきの瞑想」に進むとよいだろう。

呼吸に伴う体の動きをとらえにくい場合は、瞑想に入る前に、軽いストレッチをするなど、体をほぐすとよいだろう。また、呼吸を体で感じる練習として、お腹や胸に手をあててみると呼吸を体感しやすい。腰に手をあててみたり、上半身を自分で抱きしめて呼吸に伴う体の膨らみ、縮みを確認する。このように、呼吸とともに体がどのような動きをしているのかを具体的に確認することで、体で呼吸を感じる感覚を高めることができる。

呼吸瞑想は、このように現実に体で起きていることをリアルに確認することがポイントだ。体の動きをただ観察する。

瞑想をすると、ビジュアル的なイメージが出てくるといった人もいる。しかし、そうしたイメージは心が勝手に作り出したものであり、現実ではない。そうした幻想を追いかけることなく、リアルな現実をただ確認し続ける気持ちで、瞑想を行う。

常に現実をありのまま認識しようとすることを忘れず、妄想のなかには入らないよう注意して欲しい。

眠くなったり、体がしびれたら？

瞑想をしていると、眠くなってうとうとして姿勢が崩れることもあれば、足や腰が痛くなるといったことも多い。そんなときの対処の仕方を述べておく。

・眠気への対処法

眠くて仕方がない、あるいはうっかり眠ってしまうことがある。そんなときは、眠ったなあとだけ確認して、それをダメだとかあまり考えないことだ。眠いときには眠っても仕方がない。

しかし、眠ってしまえば、それは瞑想ではなく、ただ寝ているだけだ。眠気を感じたときには、できれば眠気を観察してもいい。すると眠気が消えることがある。どうしても眠い場合は、目をあけて、目に入る光景を観察する。また、体を左右に揺らして、坐骨に感じる重心の変化を観察するなど、少し動作をする。

・姿勢が崩れたときはゆっくり戻す

眠気から姿勢が崩れることも多い。この崩れにはっと気づいて、すぐに戻す人もいるけれど、反射的に姿勢を正すのではなく、まずはその姿勢のまま呼吸を感じる。次に、息がしやすくなる姿勢を探すように、姿勢をゆっくりと戻すようにする。

・体のかゆみ、痛み、しびれみなどへの対処

坐っていると、体に痛みやしびれ、かゆみを感じることがある。足や腰に痛みを感じることも多い。

例えば、顔や背中などに「かゆみ」を感じることがある。このとき、私たちは「かゆい」と捉える。これは「私はかゆい」（私＝かゆい）という認識となり、私そのものが「かゆみ」と一体化した状態となる。そして、不思議なことに、最初は一か所だったかゆみのはずが、どんどんと他の場所へも広がっていく。かゆみにばかり気持ちが向く。

そんなときにも、自動的に体をかくのではなく、できるだけ「かゆみ」を観察するようにする。

これはつらいけれど、観察トレーニングのチャンスでもある。そのコツは「かゆい」と

意識するのではなく、「かゆみ」という名詞を使って、心のなかで「かゆみ」「かゆみ」「かゆみ」と唱える。これを「ラベリング」という。

名詞で「かゆみ」とラベリングすると、「私にはかゆみがある」といった感覚となり、自分と「かゆみ」との間に距離が生まれる。感覚が捉えた対象としての「かゆみ」を観察するようする。

こうして「かゆみ」を観察していると、次第に「かゆみ」が変化し、消えていく。しかし、あまりに辛いときには「かゆみ」をかくのだと自覚しながら、かくようにする。無意識に自動的にはかかない。

この「かゆみ」を観察すること、どうしても耐えられないときには、かくと意識してから、実際にかくという行動をすることに、実は大きな意味がある。

日常生活では、「かゆい」と感じるや、大概はその場で体を無意識にかいてしまう。感覚と感情、行動が自動的に反応している。そうした自分の反応に気づくトレーニングとなる。また、自分の感覚や感情、思考に囚われない訓練にもなる。

「痛み」や「しびれ」も同じようにラベリングする。言葉にしなくてもかまわないので、そう意識するだけでいい。このことが、心の自動反応をマニュアル動作に切り替えるトレーニングの機会となる。

4章

自分の「心の生活習慣」を知る

考えは考えに過ぎない

マインドフルネス瞑想をしていると、いろいろな考えや感情が次々に浮かんでくるだろう。雑念が浮かぶと、「まだまだだ、集中できない」と考えるかもしれない。しかし、雑念は浮かぶものだ。ただ、受けとめればそれでいい。

マインドフルネスでは、考えは考えであって、それが自分ではないとする。感情は感情に過ぎず、それも自分ではない。

心に浮かぶ出来事に対して、ただ「〜と考えた」「〜と感じた」と確認し、そういう考えや感情が生じたことに気づく。そして、考えや感情は常に揺れ動くものであり、決して固定したものではないことに気づく。考えや感情は一つの反応であり、それが自分そのものではないことを知る。

呼吸瞑想をするときは、「呼吸に注意を集中する」という意図をもって瞑想する。だからこそ、考えや感情が次々に浮かぶことに気づく。呼吸という「白いキャンバス」があるからこそ、思考や感情が現れては消えていく、泡沫のような存在であることに気づく。

瞑想のときに限らず、日常生活のなかでも考えや感情が心のなかを次々に巡っているけれど、「背景としての白いキャンバス」がないために、そのことには気づきにくい。ときには、とめどもない思考や感情の渦のなかにいることもあり、またその時々の考えや感情に動かされて、行動することもある。行動とはまったく別のことに注意が向いていることもある。こうした自らの思考や感情といった心の動きに気づかない。

たとえば、誰かと話をしているときのことを思い出してみよう。大切な商談かもしれない、家族や恋人、友人との対話かもしれない。

ふと、相手の何気ない言葉に触発されて、過去のことを思い浮かべ、そのことが頭のなかをよぎり、心は過去へとさまよい出ていく。そのとき、相手の言葉は耳には届いていない。注意が別のほうにそれている。

そこで、あなたは「あっ、いけない！」と気づき、再び相手の話に耳を傾ける。そんな経験はないだろうか。すぐに気がつくこともあれば、そうではないこともある。ときどき、自分の注意がそれたことにすら気づかないこともある。

心は時間や空間を超え、いつでも、どこへでもさまよい出す。こうした日々を私たちは繰り返し、「心の生活習慣」が形づくられている。

無意識に繰り返される日常生活

朝、起きてカーテンを開き、窓を開ける。明るい光が差し込む。トイレや洗面、着替え、食事をしながらテレビも見ている。あるいは必ず新聞に目を通すという人もいるだろう。

出かける時間となり、靴を履き、ドアを開け、カギをかける。いつも余裕をもって出る人もいれば、ギリギリになる人もいる。駅まで歩き、電車に乗り、職場に着く。そして、パソコンに電源を入れる。日々、繰り返されて行く、それぞれの朝の風景がある。

それぞれの瞬間に私たちは、どのような刺激を受け、何を感じて、どんなことを考えているだろうか？　そしてどのように行動しているのだろうか？

どの瞬間でもいい。例えば、ベッドから出ようとするときに心に浮かぶのはどんなことだろう。もしかすると毎朝、同じような思考が巡っているのかもしれない。

「会社に行くのはイヤだなあ」と、頭の中をよぎるかもしれない。「もう少しだけ寝ていたい」と、思うのかもしれない。職場に着いてからのスケジュールが頭の中を巡っている人もいるだろう。今日はどんなことがあるのかなと、ワクワクしながら出かける人は、そう多くはなさそうだ。

その日によって、気分がずいぶん異なることもあるだろう。しかし多くの場合は、日々、同じように考え、同じようにパンを口に咥え、同じように鍵や財布のありかを探し、同じように挨拶をし、同じように駅に向かって駆けていく。これが私たちの日常である。

こうした日常の行動習慣の背景に「心の生活習慣」が隠れている。この「心の生活習慣」は意図してつくったものではなく、日々の生活のなかで形づくられてきた。無自覚であるために、そのことに私たちは気づきにくく、とくに意識することなく繰り返していることが多い。

私たちは毎日、いつものように何かと考えを巡らせている。とりとめもなくいろんな思いが浮かんでは消えていく。そんな時間を過ごしながら、心に浮かんでは消えていく、その心の風景に気づいていないことが多い。

「あれ、何か考えごとをしていた」と、ふと気づくことはないだろうか？　あるいはほとんど気づかないかもしれない。しかし、私たちは常に何かを「いつものように考えている」のである。

これはごく自然に起こっていることなのだ。そういう脳の構造になっている。知らないうちに脳はリフレインしつつ、次々と連想ゲームを繰り返している。

こうしたリフレインする想いは、たとえば駅に向かうとき、会議のとき、誰かと話をしているときに、ふっと心の中に入り込んでくる。日々、とめどもなく無自覚に、心はさまよい、デフォルトモードの状態になる。

「心の生活習慣」が生まれた理由

さまよう心は、注意をただ一点に集中させないために必要なことなのかもしれない。ある一つのことに集中することが難しいのは、おそらくはそのことが生命にとってリスクがあったからだろう。あるいは、他にも何らかのメリットがあるに違いない。

たとえば、餌を食べることに夢中になるあまり、ライオンが近づくことに気づかないと、自分が餌になってしまう。注意をただ一点に集中することは、場合によっては危険ですらある。

仕事に集中しているように見えて、誰か知っている人が自分の話をしていると、それが耳に入ってくる。

賑やかなパーティ会場のなかで、知人の声にふと気づくことがある。これを「カクテルパーティー効果」という。

マイクで録音すると全体のざわめきばかりとなり、話の内容も知人の声も聞き分けられない。しかし、人間の耳はたくさんのノイズのなかから、自分に必要な情報に注意を向け、聞き分けることができる。

とくに意識せずとも、私たちはアンテナを周囲に張り巡らし、いくつもの情報を脳は受け取りながら、その大部分は意識にまでは上がってこない。その一方で、必要な情報を選び出す能力も備えているが、その選択もまた自動的に行われている。

会社のなかでは、ちっとも集中できない。仕事が進まないので、喫茶店やファミレスに行って作業に集中する。私もよくファミレスは利用する。するとと会社や自宅よりも、ずっと仕事に集中しやすくなる。読書や原稿を書くといったことにはとくに向いている。

喫茶店やファミレスが静かなわけではない。ときには子供たちが騒いでいる。しかし、それが邪魔になるわけではない。あまりに大きな音だと「うるさいなあ」と感じてはいても、さして邪魔にはならない。これはどうしてだろう。

会社のなかで交わされている情報は、自分との関係が深いからだ。自分がよく知っている人たちが仕事について話しをしているわけだから、むしろ関係のないことのほうが少ない。ちょっとした電話の声、打ち合わせの声が耳に入り気になってしまう。一方、喫茶店やファミレスでの会話は、全く知らない他人の話だ。自分とは関係ないから、気にならない。ファミレスでは「カクテルパーティー効果」が働かないのだ。

私たちには目に入るものしか見えない。ある対象を見るためには、その対象のある方向に顔を向け、そこに注意を向ける必要がある。背中に目がついているわけではない。

さらに、視野に入るすべてのものを認識しているわけではない。私たちは興味を持つものにしか、興味を示さないし、興味のないものには深く観察することも、感じることも、考えることもしない。

四六時中、私たちはこうして人生を選択している。そして、こうした選択のほとんどは自動的に行われているのである。それが「心の生活習慣」である。

自動操縦のメリットとデメリット

あることを学習し、そのことが身につくというのは、学習したことを無意識にできることを意味する。

たとえば、自転車に乗れるようになるのは、無意識にハンドルを操作し、バランスをとり、ペダルをこぎ、ブレーキをかけるという動作をそれぞれ連動させながら無意識にできることである。

あそこのコンビニへ行きたいとセットされた瞬間から、一連の動作は自動的に行われる。自動操縦モードとなる。あの道の角を曲がるから、スピードをまずゆるめて、ハンドルを左に切り、重心を移動させ、この重心移動とハンドルの切り具合を調整しながらバランスをとり、状況に応じて、ぺダルを踏んで加速することもある。

そんなことを一つひとつ考えながら判断し、ハンドルを操作しようとすれば、たちまち転んでしまうかもしれない。学習された行動パターンは無自覚に実行される。意識にはのぼらない。ここに大きなメリットがある。

自転車にまだ慣れないうちは、鼻歌をうたうのは無理だろう。風景を眺める余裕も、風を感じることもできないだろう。ハンドルを握る腕や肩に余計な力が入り、少し乗っただけで疲れてしまう。

オートパイロット（自動操縦）の状態であるからこそ、脳という貴重な資源を運転とは別の用途に使うことができ、エネルギー消費も抑えることができる。明日の予定を考えながら、駅まで自転車で行くことができる。それでいながら、とくに意識することもなく、対向車に注意を払ったり、道に落ちている障害物に事前に気づいたりできる。

脳にはマルチタスクは不可能だといわれる。同時に二つのことは考えられない。同時に二つの仕事はできないという。だから、マルチタスクは効率が非常に悪く、生産性が低下するといわれる。

しかし、私たちは歩きながら思索し、自転車に乗りながら歌をうたい、自動車を運転しながら、助手席のパートナーと会話する。自然にマルチタスクを行っている。ただし、マルチタスクをしているときには、思考や判断をしている以外のことが自動操縦になっている。


逆に言えば、自動操縦状態でなければ、マルチタスクを実行できない。思考を切り離せば、マルチタスクは可能となる。

そして、手慣れた行動については、無自覚に、自動的に行動することで、脳のエネルギー消費は抑えられ、他のことに貴重な脳の資源を割り当てることができている。

「心の生活習慣」も、今まで生きてきた人生の中で繰り返し学習し、身につけてきたものだ。そして、学習＝自動操縦によって、脳の効率を大きくアップさせている。

その場その場で、ケースバイケースに対応していては、非効率となる。自動化することで、効率を大幅にアップし、脳の資源を有効に活用し、うまく対処できることも多い。

そのために、私たちは自転車に乗れるようになるように、繰り返し繰り返しトレーニングし、新たな行動パターンを学習し、身につけていく。歩き方を覚えるのも、お箸の使い方や歯磨き、パソコンでキーボードを打つのも、楽器を演奏するのも、繰り返し学習しながら身につけてきた。

歩くときに、脚のどの筋肉に力を入れて、どの程度まで太ももを上げ、さらにはバランスをとりながら、片方の足を前に出し、地面のどこに足を着けるのか。私たちはそんなことを考えながら歩くわけではない。

人は概ね一歳前後になると歩けるようになるが、自由に駆け回るのは三歳頃だろう。それだけのトレーニングを経て、私たちは歩くことを身につけた。とくに意識することもなく、バランスをとりながら、左と右の足を交互に前に出して歩いている。

こうして身につけた行動パターンは、しかし無自覚となり、そう簡単に変化することはない。安定したパフォーマンスをあげることはできても、そこに新たな気づきや変化、成長はない。

歩くことを覚えるのと同じように、思考パターンや感情の反応パターンも私たちは学習する。礼儀にまったく無頓着な人もいれば、失礼なことに対して怒りを覚える人もいる。ある特定のシーンで、怒りの感情が出てくるのも、繰り返される行動パターンだ。

ここに刺激と反応の「行動パッケージ」が脳のなかにつくられている。日常生活の九割以上は、自動操縦になっているといわれ、私たちはほとんど考えて、行動しているわけではない。自動車を運転していて、飛び出してきた人を見た瞬間に、ブレーキを踏んでいる。そう反応できるのは行動パッケージが脳のなかにできているからだ。

ある誰かの行動に対して、イライラするというのも、その反応パッケージがどこかでつくられたものであり、同じ行動に対して、誰もがイライラするとは限らない。人の好き嫌いが各人各様であるのは、その人ならではの学習パターンが大きく影響している。

こうして学習された行動パターンは無自覚に行われるからこそメリットがあり、また無自覚であるからこそ、意識的な再トレーニングなしに、変化することもない。

ここに「心の生活習慣」のメリットとデメリットがある。なかなか変化しないことの素晴らしさと限界がある。

「心の生活習慣」に気づく

生活習慣といえば、一般的には運動や食事、睡眠の習慣などを指している。これらの習慣が高血圧や糖尿病、高脂血、がんなど、生活習慣病の原因ともなるため、健康づくりには生活習慣の改善が大切だと言われる。

食事や運動など、具体的な行動に現れている生活習慣は周囲からも自分自身にも分かりやすいが、改善するとなるとそう容易なことではない。

その原因の一つが生活習慣の背景にある、「心の生活習慣」に気づかないことだ。表面に出てくる行動ばかりに焦点を当ててしまっているからだ。

たとえば、仕事がうまく進まないときに自分を責めるのか、それとも運が悪いと考えるのかでストレスの度合いは大きく異なる。ちなみに、自責型は悲観的になりやすく、うつ傾向になりやすい。運が悪かったと考える人は楽観的であり、困難な課題を前にしてもくじけることは少ない。どちらがいい、悪いとは一概には言えないが、物事の捉え方による違いが生じてくる。
そして、ストレスを感じたとき、その課題を計画的に解決する場合もあるだろう。甘いものを食べるのか、友達に話をしてスッキリする方法もある。あるいはスポーツで発散するのか、イヤな気持ちを忘れるためにアルコールを飲むのか、人によって様々なストレス対処法がある。

これらストレスを感じたときの考え方も対処の方法も、人それぞれが環境への適応方法として学習してきたものだ。つまり、ストレス対処も無自覚・無意識に行われる「心の生活習慣」として形成されている。

仕事に集中しようと思っても、他のことに注意がそれる。うまく行かないときに、グルグル思考をしたいと自分で選択しているわけではないけれど、私たちはいつの間にか、グルグルと堂々巡りをしている。こうした行動をどこまで意図的にやっているのだろうか。

自分自身が気づかずに行っていることを変化させることは難しい。何かしら成長したい、もっとストレスにうまく対処したいと願っているなら、まずは自身の「心の生活習慣」に気づくことが第一歩となるだろう。

たとえば、緊張するのは、どんなときだろうか。人前で話をするとき、大きな商談やプレゼンを前にしたとき、プールに飛び込むとき、好きな異性に告白をするときなど、私たちは大切なシーンを前にして緊張する。

そんなとき、私たちは自然に「ふーっ」と、息を吐き、深呼吸をして、呼吸を調えることがある。意を決して何かをしないといけないとき、大きな決断が必要なときに、「緊張しているな」と、自分でも気づく。

ストレスがかかっているとき、息を吐くなど、体の感覚に立ち返ることで、気持ちは落ち着く。呼吸とともに気持ちを整え、「さあ、やるぞ！」と決断し、次の一歩に進むことができる。

つまり、緊張に気づいて、私たちは自然にストレス対処を行なうこともある。しかし、いつも自分の感情の揺れに気づいているのかといえば、そうでもない。

たとえば、周囲の人の反応に自分の気持ちが巻き込まれてしまうこともあるだろう。パーティで盛り上がって、普段ならしないようなバカをやってしまう……。周囲のイライラの影響を受けて、自分も知らず知らずのうちに、イライラしている……。

そして、ふと我に返って「あれ、調子にのっている」、「イライラしているな」と、気づくこともある。


「怒りに、我を忘れる」というけれど、「怒鳴った」ことに気がついたときには、すでに「後の祭り」になっている。「後悔先に立たず」といったことがおきる。

気づいてさえいればよかったのに、感情にまかせて行動してしまった。「どうして、あんなことをやっちゃったのだろう」といった経験をした人は珍しくはないだろう。

気持ちが落ち着かない、焦りがち、イライラしているとき、私たちはそのことにいつも気づいているのかと言えば、そうでもない。

もし気づいていたのなら、「ふーっ」と、息を吐き、気持ちを落ち着けることもできるだろう。

しかし、私たちは必ずしも自分の気持ちに気づいていない。とくに、気持ちが大きく高ぶっているときほど、理性は働きにくく、自分の気持ちに気づかない。そのとき、私たちの脳は感情に支配されている。ストレス対処の方法を知っていたとしても、行動できるわけではない。

心を観察すると自分が見えてくる

マインドフルネス瞑想では、呼吸だけではなく、自分の感情など、心を観察する。呼吸を含めた体の感覚と比べると、やや難しいと感じるかもしれない。でも、あまり難しく考えないでやってみるほうがいい。

たとえば、気持ちが落ち着かないときには、落ち着かないと気づく。眠いときには、眠いと気づく。それでいい。悲しいときには、悲しいと気づく。イライラしているときには、イライラしていると気づく。ウキウキしているときには、ウキウキしていると気づく。

自分の気持ちに注意を向け、ただ気づくだけでいい。そのとき湧き上がった感情について、もしかすると評価をするかもしれない。集中できないことに気づき、「集中できない自分はダメだ」と評価する。ここからさらに、「何をやっても自分は続かない、集中力がない」などと、ネガティブな思考が連鎖することもあるかもしれない。

このとき、私たちはマインドフルネスの状態から外れている。思考状態に入っている。そこで、「考えているなあ」と気づくことで、ただ観察すること、ただ気づくことに立ち返っていく。

思考に入ったからといって悪いと思う必要はない。いろいろな思いが出てきて、心はさまようものだ。ただ、そうしたことに気づくことが大切だ。評価や判断に気づいたときには、そう評価や判断したことに対して、良い悪いといった判断をせず、ただ「そう考えた」と気づくようにする。

ここまでの説明を読んでも、何だかよく分からないと思う人も多いだろう。ここには、何かを考えたり、感じたりしている自分と、そのことに気づいている自分がいる。自分自身を客観的に観察しているもう一人の自分がいるといった印象を持つかもしれない。「観察者としての自分」がいると捉えるほうが分かりやすいかもしれない。

しかし、呼吸をしている自分と呼吸に気づいている自分を二つに分けて考えないほうがいい。悲しみを感じている自分と悲しみを感じていることに気づいている自分は同じ自分である、と捉えておいて欲しい。

順序立てて説明しよう。たとえば、集中できていない自分がいるとする。頭のなかで「あれやこれや」と考えが巡っている。そのことに、自分は「ふと気づく」のである。

この気づいたときには、すでに「あれやこれや」とは考えてはない。そして、「集中できていない」ことについて考えた後、「瞑想に集中できない自分のことを評価している」のである。

つまり、「あれやこれ」と考えたという一瞬過去の出来事に、今ここで気づくのである。その後に、評価や判断が始まる。

「考えた自分」と「考えたことに気づく自分」が別々に存在するのではなく、ここにタイムラグがある。

感情や思考を含め、生じた出来事に「今、ここ」で私たちは気づく。「〜と考えた」、「〜と感じた」と、一瞬過去の自分に「今、ここ」で気づく。

誤解されている「今、ここ」の意味

私たちは、過去のことを繰り返し考えて落ち込んだり、将来のことに不安を覚えたりすることがよくある。ときには、将来に絶望することさえあるだろう。そこで過ぎてしまった過去に囚われることなく、まだ訪れてはいない未来に不安を感じることなく、「今、ここ」に生きることが大切だ、とよく言われる。

では、過去のことを考えることは本当に意味がないのだろうか。そこで未来に不安を感じることはよくないことなのだろうか。

いつでも「今、ここ」のことさえ考えていれば、それでいいのだろうか。「今、ここ」に生きるという言葉に、こんな疑問を持つ人は決して少なくないと思う。

過去の失敗を反省し、これからは同じ失敗を繰り返さないというのはよいことではないだろうか。将来の不安、たとえば火事や地震に備えて、防災設備をつくるのは悪いことなのだろうか。そんなことはないだろう。

将来、何か起きたときのための貯金をしておくことは悪いことなのだろうか。江戸っ子のように「宵越しの金は持たない」のが理想的な生き方なのだろうか。そんなことはないだろう。

マインドフルネスに触れる人たちや「今、ここ」という言葉をよく使う人たちのなかには、過去や未来のことを考えるのが悪いことのように思う人もいる。しかし、そんなことはない。断じてない。

過去のことを反省するのも、未来のことに不安を感じることも、決して悪いことではない。むしろ生きていくために必要なことだ。人間なのだから、動物のように生きるわけにもいかない。

では、「今、ここ」に集中する、「今、ここ」に生きると言われるのは間違いなのだろうか。そうではない。ここにいくつかの誤解がある。

そもそも現実には「今、ここ」しか存在していない。過去のことを考えるのも、未来を想定しているのも、連続する「今、ここ」のなかでしかないのだ。過去の出来事を思い出すことはあっても、現実には過去はどこにも存在しない。未来もまたやってきてはいない。

私たちは、過去のことをどれだけグルグルと考えて悩んでも、それは「今、ここ」での出来事である。いくら未来のことに不安や絶望を覚えようとも、それは「今、ここ」で考えたり、感じたりしている。心のなかで起きているのは、それが何十年前の出来事であっても、数十年、数千年先のことであっても、「今、ここ」での出来事である。

過去の失敗や成功を「今、ここ」で思い出し、そのことを「今、ここ」で悔やんだり、誇りに感じたり、反省する。あるいは将来のことを心配するのも、「今、ここ」でのことだ。

すでに起きてしまった過去の出来事を変更するのは、タイム・マシンがなければできない。覆水は盆に返らない。元通りにしようとしても無理なので、そんな無駄なことを考えても仕方がないということだ。

ただし、起きた出来事を解釈し直すことはできる。大きな失敗をしたのはどんなにつらくても、私たちはそこから学ぶことができる。同じ失敗を繰り返さないようにするなど、失敗を教訓や学びのきっかけにすることができる。

「あの失敗があったからこそ、今の自分がある」のだ、と振り返る成功者は多い。失敗にしろ、成功にしろ、過去の経験からしか私たちは学ぶことはできない。学ぶという意味では、成功よりはむしろ失敗からの学びのほうが大きいだろう。

過去の出来事を評価しているのは「今、ここ」での自分である。その出来事がどのような出来事であっても、その価値を決めているのは「今、ここ」での自分である。

あなたが、いつ、どこにいて、何を考えていようとも、それは紛れもなく「今、ここ」での出来事である。このことに気づいていることが「今、ここ」に生きているということだろう。

いつ、どんなときも「今、ここ」しかない

いつ、どんなときでも、たとえどこにいようとも、私たちは「今、ここ」にしか存在していない。他のどの時間にも、他のどの場所にも存在しているわけではない。当然のこと

だ。

ところが、心はさまよう。過去の出来事を思い浮かべるとき、私たちはあたかも自分が過去にタイム・スリップしてしまうかのように反応する。現実には「今、ここ」に存在するのにも関わらず、あたかも過去にいるかのように思考や感情が動き、体が反応する。

典型的な例はトラウマ症状のなかで出てくるフラッシュバックだ。過去の悲惨な出来事がまるで「今、ここ」で起きているかのように、心と体が反応する。フラッシュバックでは、心と体がすっぽりと過去の出来事のなかに入る。

それに対して、マインドフルネスの状態では現実の「今、ここ」に心と体が存在していることに気づいている。

日常の私たちは、概ねこの両極端の中間にいることが多いだろう。ときには過去の出来事や未来の遠い世界に心は囚われ、そのことに気づくこともあれば、気づかないこともある。

たとえば、酸っぱいレモンや梅干しをイメージするだけで、口のなかがすっぱくなって、唾液が出てくる。

私たちの脳は、ただイメージするだけ、考えるだけで、まるでその現実が「今、ここ」に存在しているかのように解釈している。ここに時間軸はないのだ。考えたことは考えたことに過ぎない。それは現実ではない。ただ、そう考えたに過ぎないことを、さも現実であるかのように誤解しているだけだ。

これが「今、ここ」から心が離れているという状態だ。それが妄想の世界にいるということになる。

では、リアルな世界をもう少し検討してみよう。

過去の出来事に気づくのも「今、ここ」

私たちが現実に知っているのは常に過去の出来事である。正確にいえば「気づく」のは、実は過去の出来事に対して、「今、ここ」で気づくのだ。

「今、ここ」で認識しているのは、正確に言えば、常に過去の出来事の連続である。自分の周囲で何かの出来事が起きたとき、その出来事についての刺激を私たちは五感を通じて受けとり、その時点で切り取られた世界の一部を認識する。

太古のある日、そこに美味しそうな獲物が現れたのかもしれない。その痕跡を大地に感じたのかもしれない。あるいは襲ってくる猛獣を予見したのかもしれない。美しい夕陽を目にしたかもしれない。そこに明日の天候を想像したのかもしれない。あるいは友人からの旅行中の写メかもしれない。インターネットを通じて知る地球の裏側の災害かもしれない。

私たちが認識する世界は、どんな場合でもすでに過去の出来事である。明日の天気を想像したのも、過去の出来事だ。一瞬過去に、未来を想像したわけだ。五感から得た刺激や過去の様々な記憶から思考や感情が生まれてくる。その一瞬過去の出来事に、「今、ここ」で気づく。

切り取られた情報は常に過去のある断面を切り取ったものだが、ここから私たちは未来を予見する情報を創造する。この解釈の世界では、本来は時間も空間も存在していない。脳のなかに過去も未来も、場所もない。

光や音を感じる、匂いを感じる、何かを考える、思い出す……。いずれも対象となるのは過去のことだ。

歩いてくる人の姿や足音が聞こえてきた。その姿と過去の記憶を照らしあわせ、相手は知人のAさんだと判断した。一瞬一瞬、過ぎ去っていく過去の出来事を認識する。

五感で感知すること、意識に上ること、思考や感情など、すべて過去の出来事として生じている。見たこと、聞いたこと、考えたこと、感じたこと、いずれにしても思った瞬間、感じたその瞬間はもうすでに過ぎ去っている。

私たちが「気づくのはすべて過去のこと」だ。マインドフルネスのことを日本語では「気づき」と訳すことが多い。しかし、元のパーリ語の「サティ」は、「想起」や「記憶」といった意味である。

「気づくこと」と「想起すること」、つまり「過去の出来事を思い出すこと」は同じ意味となる。

訪れていない未来に向かって行動する

私たちはこうして得た過去のデータから、未来を予見しながら行動する。

車の運転をするときには五〇メートル先、あるいは一〇〇メートル先を見て、未来を予測しながらハンドルやブレーキ、アクセルの操作をする。そうしなければ間に合わない。たちまち事故を起こしてしまうだろう。

時速六〇キロで走行するときと、時速一キロにも満たないスピードで車庫入れをしているときでは、一方で数十メートル先を見て、一方では数十センチ先を予見しながら行動する。

歩くときにも、右足を上げる前に、重心を左に移動させなければ、倒れてしまうだろう。一瞬先の未来のなかに私たちの心はある。常に一瞬先を予測しない限り、私たちはほんの一歩、足を踏み出すことすらできない。行動する限り、意識は常に未来にある。

未来に意識を置くことは、生きていくために必要なことである。

人が未来を予測するのは、まず予測しないと一歩進むことすらできないからだ。二番目の目的は、予測することで未来に起こるリスクを避けるためである。三番目は、予測することで生きるために必要な資源を獲得するためである。

どちらに行けばオアシスがあるのか、獲物がいるのかを予測するのは生きるために必要であるからだ。数メートル先からこちらに歩いてくる人が、少しばかり危ない人なのか、安心してもいいのかを予測し、私たちは日常生活を過ごしている。

これら三つは、人間だけではなく、動物たちも同じだ。何れにしても「よりよく生きるため」に、私たちは未来を想定する。

ところが人間にだけ不思議なことが起る。まだ訪れてはいない遠い未来までも予見し、その未来に恐怖を感じて、恐れおののく。そして、不安に心は苛まれていく。

将来のリスクを予見する目的はただ一つ。未来をよりよいものにするためだ。よりよく行動するためだ。

それは不安な出来事が発生するリスクを避けるためだ。にもかかわらず、その予測に苛まれ、恐怖におののき、その不安な出来事に備えることすらできなくなることがある。

とすれば、これは本末転倒ではないだろうか。まさに不安を的中させてしまう。まったく理にかなっていない。せっかく不安を感じて、リスクに備えるはずが、この素晴らしい能力をまったく活用できていない。

不安を感じることは悪くはない。生きるうえで必要な能力である。いくら悲劇的な未来を予測してもかまわない。大丈夫だ。不安を感じることが問題なのではない。問題となるのは、不安に心が覆い尽くされ、不安に対するリスク・マネジメントに手が着かないことにある。

不安を活かすこと、不安を生きるエネルギーとして活用することが重要である。必要なのは、不安に対して可能な範囲で準備をすることである。

不安感情はよりよく生きるために生じてきた大切な感情であることを忘れないこと。そのことを自覚し、予見される未来の出来事に可能な限り対処すること、これが「不安の活かし方」である。

動物は生きるために行動する。この行動は必ず未来に向けてのものだ。過去に向かう行動なんて存在しない。必ず未来にしか向かわない。そして、より適切な行動がよりよい未来に、よりよく生きることにつながる。

そして、行動しようとするとき、私たちの心は予測した未来のなかに存在している。このとき、さも「今、ここ」が未来であるかのように、想定した未来のなかにいる。しかし、残念なことに未来は予想通りにはならない。予測は必ず裏切られ、期待通りに物事は進まない。ここにストレスが生じる。

過去と未来が接触する瞬間、「今、ここ」は連続している。ところが私たちの脳は、過去を思い浮かべるとき、何かを想定したり、感じたり、考えたりしたときに、あたかも自分がタイム・マシンに乗って、過去に行ったり、未来に行っているかのように勘違いしている。そこに現実には存在しない苦しみやストレスが生じている。

思考や感情は現実ではない。それが過去であろうが、未来のことであっても、「〜と考えた」「〜と感じた」ことに過ぎないと、「今、ここ」で気づくことがマインドフルネスであり、「今、ここ」に生きていることを知ることである。

5章

「心の動き」に気づく瞑想法

増え続けるマルチタスクの弊害

働く人たちの大きなストレスの一つが多忙さである。とにかく忙しい。役職が上がれば上がるほど、多くの判断を任されるようになり、取り扱う情報の重要度も緊急度も増えて行く。

たくさんの会議やメール、電話などに追われながらも、次々に新しい案件が入ってくる。ここでのいちばんの課題がマルチタスクの弊害である。

人間の脳はマルチタスクに適していない。一度に二つのことはできないという。そのため、マルチタスクをしようするほど、脳への負荷は高まり、判断ミスの増加と生産性の低下が起きるという。

何かを判断するには、それに関連する情報収集が必要だ。いくつもの背景に考えを巡らせ、複数の情報を思い出し、あるいは足らない部分を調べ、そうした情報を俯瞰しつつ、いくつかの可能性を検討し、推論を働かせながら一つの判断に至る。

単純明解な判断なら、すぐにでも結論が出せるだろう。しかし、役職が上になるほど、複雑な要件が絡んでくるため、同時にたくさんの情報を脳のワーキングメモリーに呼び出す必要が出てくる。なかには時間をかけて検討する必要のある要件もある。

ところが、マルチタスクになるとせっかく検討し始めたところに、また別の要件が重なり、さらに別情報を短期記憶に呼び込むことが繰り返され、先に呼び出した情報は忘れさられることにもなる。

心はマインドレスの状態となり、集中力はどんどん低下していく。脳への負荷は高まり、ストレスホルモンが大量に分泌される状態が続くと、高血圧や高血糖、免疫力の低下といった様々な症状の原因にもなるだろう。

さらには、慢性的なストレスがメンタルヘルス不調の原因となるだけではなく、海馬の縮小による短期記憶の低下等にも関係してくるだろう。生産性が低下するだけではなく、健康被害にも結びつく。

脳は一度に二つの判断ができない

脳にはマルチタスクはできないと言われるが、ではタスク処理の何ができないのだろう。私たちは自動車の運転をしながら、音楽を聴いて、なおかつ助手席に座っている人とも話ができる。これはマルチタスクではないのかという疑問も出てくる。音楽を聴きながらの作業の方が能率はあがるという人も少なくはない。

さて、多義図形としてよく知られる「ルビンの壺」(上の図)という絵がある。二〇世紀の初頭にデンマークの心理学者エドガー・ルビンが考案したものだ。この絵は壺にも見えれば、人の顔が向かい合っているようにも見える。

黒い部分を図とし、白を地(背景)としたときには「壺」に見え、逆に白い部分を図とし、黒を背景だと捉えたときには「顔」に見える。このポイントは、「壺」に見えるか「顔」に見えるかのどちらか一方であり、同時に「壺」にも「顔」にも見えることはないということである。

では、「どれくらいのスピードで壺と顔をチェンジできるのか」をマインドフルネス・セミナーで、私はよく問いかける。五秒間で壺と顔の判断を何回できたのかを測るのだが平均的には約五回、早い人でも一〇回ぐらいが限界だ。一秒あたりで、概ね一~二回程度となる。ここに判断に至るまでの〇・五秒の壁がある。

しかし、これも何度も練習して、自動処理のレベルに達すると、〇・五秒の壁を突破し、スピードアップする。

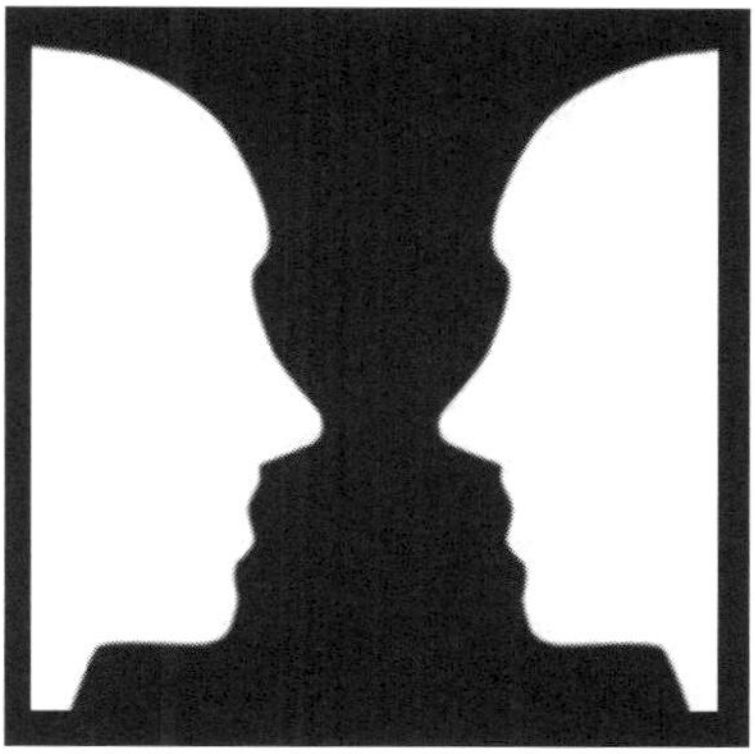

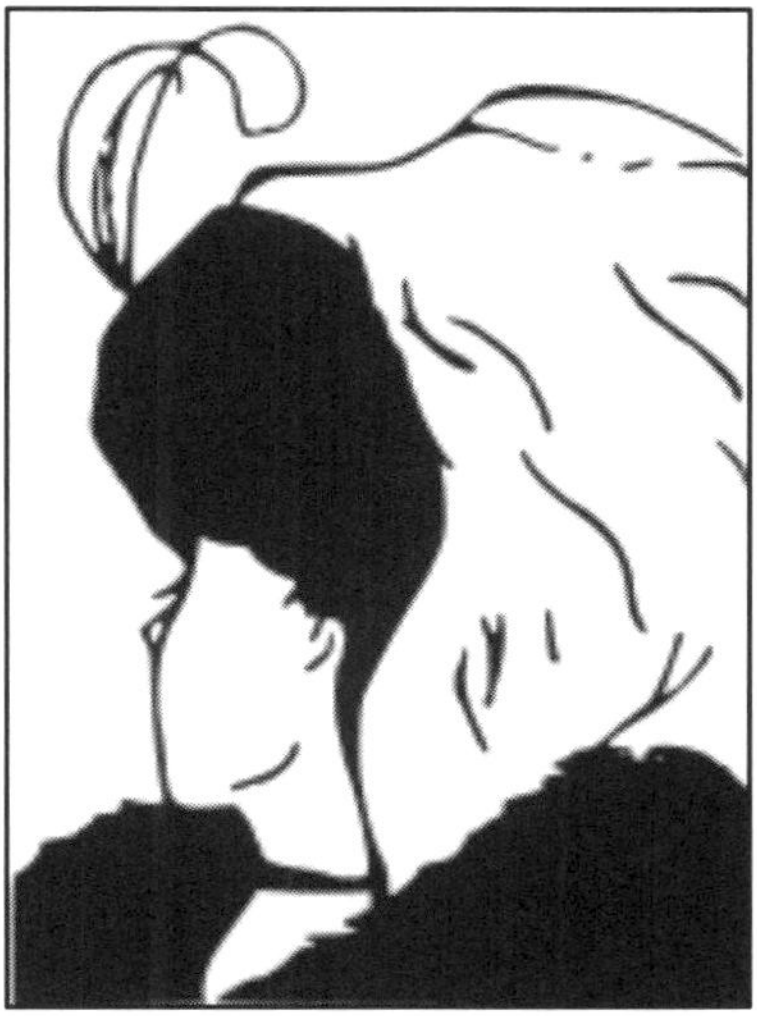

もう一枚、これも有名な「婦人と老婆」（下の図）と言われる絵がある。ほとんどの人はまずは若い「婦人」の絵に見える。最初から「老婆」に見える人は少なくて、頑張ってもなかなか「老婆」に見えない人もいる。

この絵のほぼ真ん中にある部分は目なのか、耳なのか。左耳だと認識した人は「婦人」に見え、「左目」と認識すると「老婆」に変わる。婦人の左頬は「老婆」の大きな鼻、「婦人」のネックレスのように見える黒いラインは「老婆」の口となる。

先ほどの「壺」か「顔」に比べると、こちらの絵のほうが視点チェンジをするのが難しいのではないだろうか。いったん「老婆」に見え始めたら、なかなか「婦人」に戻れないといったこともある。さて、今度は五秒間で、何回の判断ができるだろう。

慣れてくると、視点チェンジを早くすることはできるが、これが脳の判断スピードだ。この判断を何度も繰り返すと別だが、通常では一回の判断に〇・五秒以上を要し、異なる判断を同時にすることは不可能だ。こうした判断に関する課題がマルチタスクの課題と重なってくる。

揺れ動く判断と心の風景

私たちが物事の判断をするとき、それが「老婆」なのか「婦人」なのかの判断には、顔のラインや目、鼻、服装等のいくつかの要素があるだろう。それらが、一瞬にして一つの像を結び、結果を導き出す。

このように視点を変化させるには、脳に負荷がかかる。より複雑な課題になるほど、より多くのものを認識しなければならず、それだけ脳の負荷は高まり、時間を要することにもなる。

例えば、目の前の食べ物が何であるのかを判断するには、色や形、香り、味、食感等、ほとんどの五感をフル動員している。

香りがしないだけで、すごく味気ないものになったり、見えないだけでいったい何を食べているのかわからなかったりもする。つまり、五感からの情報入手は同時にしているが、判断は一つなのである。

こうした判断では、過去の記憶を呼び起こしている。これまでに食べた味を覚えていて、これは本物のキャビアなのだろうか、これって本当のカニなのかと判断するわけだ。そして、美味い、不味いといった評価も下す。そして、また食べたいと思ったり、思わなかったりする。

今の日本では、落ちているものを拾って食べる人はそういないだろう。ひどい食中毒ならともかく、ちょっとお腹を壊すぐらいだと、笑い話になる。しかし、ほんの少しばかり昔、あるいは原始時代にまでさかのぼれば、食あたりになってはたまらない。自然の中では、生死に関わる出来事となる。危険な匂いや味に敏感に反応する必要がある。

私たちは五感からの情報と記憶を結び付けながら判断や評価を常に行う。ここには順番がある。五感からの情報が記憶とつながり一つに結びつき、先ほどの絵では、それが例えば「老婆」と判断される。

この「老婆」として認識された画像について、何だか魔女みたい、スゴイ大きな鼻だなあ。歳はいくつかなと、想像を巡らせる。「婦人」に見えたときと「老婆」に見えるときでは、心に浮かぶ風景も感情もずいぶんと異なるではないだろうか。

判断とイメージ、心の風景はいろんな展開を見せていく。そして、判断は同時には一つしかできない。ここで「老婆」と「婦人」、どちらにも判断できるというのは、時間を経て判断を変更しているわけだ。あるときには「老婆」だと判断し、その後には「婦人」だと判断した。さらにまた「老婆」だと、考え直した。

私たちは、ある食べ物を美味しいかな、いやそうでもないと考え直す。「この方法で仕事が上手くいく」と考えたけれど、別の情報が入ってきて「いや、これまでの方法ではダメだ」と、考えを改める。しかし、別の情報が入るまでは、大丈夫だとまったく疑いもしなかった。

Aさんは「老婆」だと疑いもせずに判断した。Bさんは「婦人」だと疑いもせずに判断した。この二人の判断は異なっていても、当の本人たちは、自分の判断に疑いを持ってはいない。見ているものは同じでも、情報の解釈の仕方、見ている視点が異なることは多く、背景情報の違いがミスマッチを生じる。

最初に見たその瞬間には「婦人」に見えていたものが、「老婆」だと思って見ているうちに、「老婆」にしか見えなくなることも起こる。

最初はあんなに好きだと思ったのに、いったん嫌になると、嫌な面しか見えなくなる。あんなに不味いと思ったのに、病みつきになってしまった……。

そんなことが私たちの周りにはたくさんあるのではないだろうか。

その思考や判断は役に立つのか？

ここでの判断とは、簡単に言えば、自分にとって都合がいいか、悪いかを判断している。生きていくのに役立つか、役立たないのかといってもいいだろう。快なのか、不快なのかとも関連している。そして、都合がいいもの、役に立つものは善であり、基本的には快であり、都合が悪いもの、役に立たないものは悪であり、不快なものとして判断される。

この「役立つかどうか」の判断が思考であり、この判断から感情が生じ、行動につながっていく。感情の役割は行動を促進するためのブースターのようなものだ。人は論理よりも、感情で動く。恐怖からノルアドレナリンが分泌され、体内に行動エネルギーがチャージされる。期待によって、ドーパミンが分泌され、私たちは未来に胸を膨らませ、目標に邁進する。

認知行動療法では、この思考（認知パターン）に焦点をあてている。「役に立たない考え方」の書き換えをするのがポイントだ。
正しいのか、間違っているのかというより、生きて行く上で「その考え方が役立つかどうか」を問う。気持ちを不安にさせたり、イライラさせる、落ち込ませたりする「役に立たない考え方」を書き換えることで、感情や行動にも変化を引き起こす。
しかし、ことはそう簡単ではない。自動思考は瞬間的に起こるため、それに気づくのが難しい。気づいたとしても瞬間的であるため、理性的な思考や行動にそう簡単に変更できるわけでもない。

「わかっちゃいるけど、そうはできない」ということがしばしば起こるわけだ。このウィークポイントにマインドフルネスを加えたのが「第三の認知行動療法」である。「心の生活習慣」を変化させるマインドフルネスによって治療効果は高まり、心理療法にとどまらず、教育やビジネスのジャンルにも広がり始めた。

では、判断するとはどういうことだろう。ここに例えば割り箸があると、それを私たちは「割り箸だ」と瞬間的に判断する。ではなぜ、それは割り箸なのか?

通常は、食事するための使い捨てのツールとして瞬間的に判断する。だから、誰かに使われた後の割り箸は役に立たず、単なるゴミと判断される。

しかし、割り箸も集まれば焚き木として役に立つ。それなら使用済みでもかまわない。リサイクルのための原材料にもなる。場合によっては、割り箸が武器になるかもしれない。先端恐怖症の人は、どんなに勇猛に見えようとも、割り箸に恐怖を感じるかもしれない。

あるいは子どもが割り箸で工作をつくる。割り箸を集めて、遊び道具や壮大なアート作品を作ることだって、できるだろう。

食事をするための使い捨ての道具という目的を与えたとき、割り箸は初めて「割り箸」という道具となり、いい割り箸か、普通の割り箸か、悪い割り箸なのかも決まる。

特定の目的、利用価値に基づいて、私たちはいい割り箸かどうかを判断しているのである。同じ食事をするという目的であっても、高級料亭なのか、コンビニ弁当の割り箸なのかで、判断も異なるだろう。

利用目的が与えられていない場合、そのものは割り箸ではなく、単なる木の端くれというわけでさえもなく、何ものでもない。それがいいものか、悪いものかの判断はできない。目的を手放すとき、それが割り箸であっても、宝石でも、机や椅子であっても、いいも悪いも、存在価値の有無さえも何もない。

逆に、何かを判断する背景には、必ず何らかの目的がある。現実に、「今、ここ」で使うのか、将来に使うのかどうかはともかく、何かに利用できるのかどうかを前提に、私たちは物事を判断している。

自動思考から距離を取る

こうした判断のもとに感情は動く。簡単に言えば、役に立つものに近づくことは快であり、離れると不快となる。逆に、役に立たないか害となるものに近づくのは不快であり、離れることが快となる。そして、不快な出来事ではネガティブ感情が生じて、ストレスを感じる。

しかし、心の動きはそう単純でもない。快不快の判断をもとに、私たちは善悪の判断まででしてしまうことがある。極端に言えば、「あいつは気にくわないから、悪人だ」と判断し、「悪い人の言動はすべて信用ならない」と考える。

この一文だけを読めば、何とエゴイスティックな考え方だろうと思うかもしれない。しかし、もう少し細かく、心の連鎖を見ていくと、こうしたひどい判断を私たちは常々行なっているのかもしれない。

例えば、理由はよくわからないけど、相性のよくない人がいるとしよう。その人は、何かと自分の意見に反論してくる。その相手には、まったく悪意のかけらもなく、ただ気になったことを話しているだけかもしれない。

しかし、言われたほうは、そうは捉えない。「俺のことをむやみに攻撃してくるなんて、性格が悪い」、「モラルがなってない」、「人を偏見で見ている」といった、判断になることもあるだろう。

こうした認知パターンは、概ね暴走しがちだ。彼のいうことは、何の根拠もなく、自分のエゴだけで発言している、大ボラ吹きだ……と、どんどん思考と感情がエスカレートする。さらには、きっと親の育てられ方が悪かったに違いない……等々、とんでもないところまで矛先が向くことさえある。坊主憎けりゃ、袈裟まで憎い。

とくに、熱しやすい人は暴走しがちだ。頭の回転が早い人ほど、暴走に拍車がかかりやすいといわれる。一気に沸点にまで昇りつめると、視点チェンジは効かない。覆水盆に返らず。信用を作るのは大変だが、壊すのは簡単だという。人はネガティブ情報により敏感に反応する特性があるけれど、それに思考と感情の暴走が輪をかける。

人の心が理不尽に動いてしまうことはままある。どこで、誰にどのように思われるかは予測し得ないこともある。

逆に言えば、何が相手を傷つけるのか、そこに気づくのもまた難しい。とくに、ストレスが高まっている状態、注意が分散しているマルチタスクの状態では、誰でも判断が歪みやすい。感情的なリスクも高まる。相手にとって都合の悪いこと、大切にしていることには気をつけたほうがよい。

もう一つは、自分の心もそのように反応することもよくあるということだ。自分をしっかり観察すると、「ほら、あなたもそうだよ」と、いったことがあるかもしれない。少なくとも私には、これまでに思い当たることが随分とある。悲しきかな、ちゃんとある。

マインドフルネスでは「評価や判断をしない」という。思考や感情に囚われず、振り回されない状態を目指す。

とはいえ、この相手は瞬間的に浮かんでくる自動思考だ。評価や判断を純粋にしないことなど、実はほとんど不可能だといってもいい。

先ほどの絵を「パッ」と見たその瞬間には「老婆」か「婦人」だと、私たちは自動的にすでに判断してしまっている。さらに、心象風景までが浮かび、快や不快、好き嫌いの感情までが連鎖的に生じてくる。その後、視点を変えていろいろ考えを巡らせるのが「通常思考」である。

私たちは概ね、自動思考を自分で考えて判断したことだと勘違いしている。このときには通常思考が実は自動思考に乗っ取られる「脳のハイジャック現象」が起こっている。場合によっては、思考と感情の連鎖反応にまで発展してしまう。

マインドフルネスでは「評価や判断をしない」と意識するからこそ、私たちはこの自動思考に気づきやすくなる。気づけば、それを眺めて、いったん保留することもできるようになる。ここで、いったん保留できるのかどうか、マルチタスク状態ではとくに重要だろう。すると冷静な判断に即した行動をとりやすくなる。

つまり、自動思考は止められなくても、それに振り回されない自分づくりは可能となる。自動思考をいったん受け流し、通常思考や行動にまで影響を及ぼさないこと。これがマインドフルネスの大きな効果となる。

心の動きに気づけばコントロールできる

私たちは、自分が怒っているときには、その怒りには気づいていない。しかし、ずっと気がつかないのかと言えば、そうではない。あのときは、すごく腹がたったと、その後になって気づくことがあるだろう。

では、その後とはいつのことなのだろう。もしかしたら翌日かもしれない、一時間後かもしれない。五分後かもしれない、あるいは数秒後かもしれない。そのときには「怒りに我を忘れた」状態だったとしても、いずれは怒ったことに気づくだろう。

マインドフルネスのトレーニングを続けると、この気づきが早くなる。怒りの一瞬後に、その怒りに気づけるように少しずつなっていく。

怒っているときに、怒っていると気づく。集中できているときに、集中できていると気づくこと。気持ちが落ち着かないときに、落ち着かないと気づくこと。迷っているときに、迷っていると気づくこと。嬉しいときに、嬉しいと気づくこと。喜んでいるときに、喜んでいると気づくこと。これが「心の動きに気づく」ことだ。

単純と言えば単純だけれど、自身の「心の動きに気づく」のは、実のところ他人の心の動きに気づくよりも難しい。では、簡単なトレーニングを紹介しよう。

ここでは、何か楽しいこと、好きなことをしているシーンを思い浮かべてみる。美味しいケーキが目の前にあるのを想像してみてもいい。では、はじめてみよう。

①呼吸瞑想（数分）
・姿勢を整え、肩の力を抜いて、自然に呼吸をする。
・体の感覚としての呼吸に注意を集中する。

②好きなもの（嫌いもの）を思い浮かべる（約三分）

・気持ちが落ち着いてきたら、自分が好きなものを想像する。例えば「目の前に美味しいケーキがある」と想像する。そのときに自分のなかに生じる感覚や感情を眺める。

③ゆったり自然呼吸をしてから瞑想を終える。

ここで思い浮かべるのは、感情が動くようなシーンである。好きなこと、嫌いなことに対して、自分の体がどのように反応するのかを眺め、確かめてみよう。

たとえば、美味しいケーキを思い浮かべたときに、どのような体の感覚や感情の動きを感じられるだろうか。

食べたいという欲求、口のなかに唾液が出てくる感じ、何だかワクワクするよう体感、味わっているような感触など、「食べたい」という気持ちの背景にある体が反応する様子をあるがままに観察する。

あるいはイヤな出来事をイメージしたときには、胃が縮むような感触、思わず肩に力が入って、体が硬くなるように感じるかもしれない。

そうした体の感覚や感情の動きをただ観察し、ただ「〜と感じた」ことに気づく。すると、「心の動きに気づく」脳の回路を育てることができる。

私たちの身体感覚と感情は密接に結びついている。手に汗握る、肩に力が入るといった体の緊張と心の緊張は表裏一体の関係にあり、体の緊張を緩めることができれば、心の緊張も緩んでくる。

ちなみにリラクセーション法とは、体の緊張を緩めることで、心の緊張をほぐす方法だと言ってもいい。喜びや驚き、怒り、悲しみ、いずれの感情も体の感覚をともなっているため身体感覚に敏感になることで、私たちは自身の感情の動きにも気づきやすくなる。

こうした体の反応に気づくことで、自身の感情に気づき、体をコントロールすることで、感情をコントロールすることもできる。

こうした心身一体の反応が起きることを、瞑想のなかで好きなものや嫌いなものをイメージすることで確認することができる。

○・五秒の意識の闇

暗い夜道を歩いているときに、黒くて長いものが目に入る。その瞬間、私たちは「ドキッ」とする。その後に、「ヘビだ！　怖い！」と思う。

この「ドキッ」としたその瞬間、体はもう緊張している。この言葉になる前の感覚が「情動」であり、次に「怖い！」と言語で表現されたときには「感情」として認知される。そして、「早く、逃げなくっちゃ！」と私たちは考える。情動は言葉以前の感覚であり、感情は単語で表現され、思考は文章となる。

情動は感情よりも強く、かつ瞬間的に起こり、身体反応を伴って表現される。そして、情動から感情、思考が連鎖する。情動や感情は主に大脳辺縁系で、思考は大脳新皮質の前頭葉で反応が起こり、これらは相互に関連しあっている。

さて、黒くて長いものが視覚に入り、それが視床を通じて後頭葉にある第一次視覚野に入り、何であるのか知覚する側頭葉、どこにあるのかを知覚する頭頂葉に分かれ、さらに前頭葉で認識するが、ここまでに約〇・五秒もの時間が必要になる。

その一方で、海馬を経由した視覚情報は扁桃体に入り、恐怖などの情動反応（ストレス反応）を引き起こす。この反応は、前頭葉での判断よりもずっと早い。つまり、前頭葉が黒くて長いものを認識した時点で、すでに体は反応している。見たものが黒い紐だかヘビなのかを認識する前に、私たちは「びっくり」して、叫び声をあげている。情動や体の反応に比べて、思考はずいぶんと遅いのである。

カリフォルニア大学の生理学者、ベンジャミン・リベット博士は五感に受けた刺激を脳が認識するまでには、〇・五秒もの時間を要することを発見した。しかし、脳は刺激を受けた時点で感じたと錯覚するようになっているという。ここに「〇・五秒の意識の闇」が存在する。

この〇・五秒という時間は、けっこう長い。そんなにも反応が遅いと、自動車なんか運転できないし、自転車にさえ乗れない。すぐに事故をしてしまうだろう。

時速五〇キロメートルは秒速にすれば約一四メートル、一五〇キロメートルで投げる投手の球は秒速では約四二メートルとなる。マウンドからホームベースまでは一八・八メートルだから、ピッチャーの手を離れたボールは、〇・五秒後にはもうミットに収まっている。

バッターが判断してボールを打つことなど、そもそもできない。ちなみに陸上選手の一〇〇メートル走のスタートは、オリンピック級の選手の場合は〇・二秒程度で反応するという。これは一体どういうことなのか。

目の前に現れたのが紐だかヘビだか分かる前に、私たちはすでに叫んでいる。つまり、認識する前に体が反応しているのである。

階段を踏み外したり、地面の段差に気づかずに転びそうになったりしたことはないだろうか。その瞬間、私たちは「おっとっと〜」と、バランスを取り戻すこともあれば、不幸にして転んでしまうこともある。この瞬間に、自分は転びそうだからと考えて、それを避けようと考えて反応しているわけではない。これは身体の反射だ。

私たちは歩いているとき、地面の位置を事前に正確に、無意識に判断し、地面に足が着く直前に着地スピードと筋肉への力の入れ具合を意識することなくコントロールしている。だからこそ、地面の位置が予測に反して、少しずれるだけで、「おっとっと〜」と、バランスを崩すことになる。

スポーツ選手の場合、うまくやろうと考えて行動すると失敗するという。ブルース・リーが「燃えよドラゴン」で、「考えるな、感じろ！」との名言を放った。

私たちが思考に要する時間は予想以上に長く、無意識に行われる自動操縦によって日常生活を送ることができている。考えているようでは間に合わない。

情動や感情とは戦わない

歩くこと、自転車や自動車の運転、野球のバッティング等、いずれもトレーニングを重ねることで体に覚えこませ、文字通り身についた自動的な反応となっている。そして、日常の私たちの行動の多くも、大脳新皮質が意識的に判断しているわけではなく、大脳辺縁系や小脳が連携した反応として身についた習慣行動である。日常の行動は、自動操縦になっているからこそ、スムースに行動できる。

だから、理解できていることと、行動することには大きな開きがある。高いところを怖がる理由はないと知っていても、怖いものは怖いし、飛行機に乗るのがイヤなものはイヤなのである。何度も玄関の鍵を確認する意味なんてないと知っていても、確認しないわけにはいかない。不安を感じる必要などないと、いくら説得されても、不安なものは不安だ。現実とは関係なく、心は反応する。

生じてくる情動や感情を理性で抑え込もうとしても、すでに反応は起こっている。そこで、私たちにできることは、その反応を否定することなく、ただ眺めることだけなのだ。自分を否定する必要など、どこにもない。

スーパー・マーケットで、リンゴを見つけ、「美味しそう。食べたいなあ」と思うことに、何の問題もない。だからといって、その場でリンゴを手にとって、かぶりつきはしないだろう。これでは犯罪だ。あの人が苦手だと思うことと、悪口を言うのは別のことだ。誰にでも苦手な人はいる。

扁桃体が引き起こす恐怖の反応は、そのまま放置さえできれば約九〇秒で消失するという。怒りのピークは六秒だといわれる。そこに新たなエネルギーを注ぎ込むことなく、そっとしておきさえすれば、やり過ごすことができる。

苦手な相手の顔を思い浮かべ、緊張する体と怒る気持ちを静かに眺める。そのときの体の反応、感情の動き、思考の流れを「〜と感じた」「〜と考えた」と捉える。過去のただの反応として、受け止めていく。新たなエネルギーを注ぎ込まない。瞑想がそのトレーニングとなる。

瞑想のなかで浮かぶ様々な感情や思考の動きをただ眺めるトレーニングを繰り返すことで、五感から受ける刺激と情動、身体感覚、感情や思考の流れをそれぞれ個別の反応として捉えられるようになってくる。

そして、私たちの感情や思考はあくまでも「心の生活習慣」として身についた反応であり、決して固定的なものでも、自分の本質でもないことに気づく。

次第に、その時々の状況に無闇に反応することなく、生じてきた感情をいったん保留することが少しずつできるようになる。ただ自動的に反応をするのではなく、必要に応じて「やり過ごす」ことを選択できる脳の回路を発達させることができる。

野球のバットの素振りを繰り返すのと同じように、瞑想を繰り返すことで、脳のマインドフルネス回路を鍛えることができる。

「気づきの瞑想」の実践

呼吸瞑想では、呼吸に伴う体の動きや感覚の変化を捉える。最初は鼻先やお腹などのワンポイントに注意を集中し、次第に呼吸を捉える感覚を全身へと広めていく。

次に紹介する「気づきの瞑想」では、さらに注意と気づきの対象を広める。呼吸を体で感じるだけではなく、周囲の音や香り、視覚などの五感へ、さらに心の動きまで含めて、気づきを広めていく。

以下、「気づきの瞑想」の③までは「呼吸瞑想」と同じだが、慣れてきた人は③までの時間を短くし、五分前後の「呼吸瞑想」の後、④から⑤へと気づきの対象を広めていく。④に移る目安は体との一体感である。

①姿勢を調えて座る

・呼吸をしやすい、ゆったりとした姿勢で坐る

・呼吸をただ感じる。姿勢が気になれば調整する

②からだの一点で呼吸を感じる
・お腹や鼻先等、最初は身体の一点で呼吸を感じる
・雑念に気づいたら、ただ呼吸に注意を戻す
③呼吸を感じる感覚を全身へと広める（以上、五分前後）
・お腹や鼻先から、胸や腰、背中、肩など、全身が微細に動いていることを確認し、ただ受け取る。
④気づきの対象を広げる（約三分）
・呼吸とともに、周囲の音や香り、空気の流れ、温度等、周囲の空間へと気づきを広げる。
⑤気づきの対象を広め、限定しない（五分～）
・五感への気づきに加え、自身の心の動きまで含め、対象を限定しない。気づくままに気づく。
⑥呼吸をゆったり感じて後、終了（一分）
・呼吸をゆったりと感じた後、からだを左右に揺らす
・軽いストレッチなどを行い、痛みやしびれなどをほぐす

この④の段階で、気づきの対象を広げるときには、音を対象にするのがいちばん分かりやすいだろう。

まずは音に注意を向けてみる。空気の振動が鼓膜をふるわせて、それが音として捉えられている。音がすでに伝わったことを確認する。

音に注意を集中すると、これまで聞こえていなかった小さな時計の音や遠いところから聞こえる雑踏、人の声など、さまざまな音の存在に気づくだろう。ただし、音に集中し過ぎると、呼吸への気づきは失われる。


私たちは、呼吸を体で感じながらも、同時に周囲の音にも気づくだろう。ここでは、呼吸への気づきを残しながらも、周囲の音にも気づくようにする。そして、このコツがわかってきたら他の感覚にも気づくようにする。空気の流れや香り、寒さや暑さなどの温度、空間の雰囲気など、五感が捉えるまま気づきを広げていく。

最初の頃は、呼吸と音、あるいは空気の流れなど、注意が向く先がいろいろとスイッチしているように感じ、呼吸への気づきがしばしば失われることがある。次第に注意の分散ができるようになり、呼吸を感じながらも空間全体へと意識は広がる。

五感で空間を感じることで、次第に周囲の空間との一体感が生まれ、体がまるで空間に溶け込むような感覚になることもあるだろう。自身と空間との境界が消えていく。


さらに⑤では、気づきの対象を限定しない。五感から受け取る様々な刺激に、心も繊細に反応する。感情の動きも感じるだろう。集中していることに気持ちよさを感じる、落ち着かない心を感じる、動きたい衝動があること、様々な出来事と心の反応が起きる。それらをただ受け止め、ただ存在していることを感じる。

ただし、こうしことができているとか、できていないとか、あまり拘らないことが瞑想を進めるポイントとなる。

対象を限定しない「気づきの瞑想」へと進む

ここまでの瞑想のステップをまとめると、最初は体の感覚によって呼吸に気づく。これは一点に注意を集中する集中型の瞑想である。次第に集中する対象を広げていく。さらに、対象を定めない観察型の瞑想に移っていく。つまり、集中型から観察型の瞑想に移行する。

瞑想トレーニングにはいくつもの方法がある。まずは集中型のトレーニングをじっくりと積んでから、観察型に移行する方法もあるが、集中型ばかりを行うと、頑張り過ぎて疲れたり、逆にリラックス感ばかりを求めたり、あるいは特定のイメージに入り込んでしまうといった弊害が起こりやすい。

そこで、マインドフルネス瞑想では、最初から集中型と観察型の両方を行いながら、少しずつステップアップしていく方法をとる。ある程度の集中力は必要ではあるが、集中し過ぎることによる弊害を避けることも大切だ。頑張りすぎない、特定のイメージを追いかけないことが重要となる。

気づきの対象別に分類すると、最初は体の感覚から聴覚や臭覚など、五感を広めて、次に思考や感情への気づきへと、気づきの対象を広めていく。こうして対象を広めていくなかで、対象を限定しない観察型の瞑想が少しずつできるようになってくる。

観察型の瞑想では、注意を集中する対象を体の感覚や音、空気の流れなどに限定しない。心を解放し、気づいたことにただ気づく。この場合、呼吸に気づいていながら、例えば、音や体の感覚、あるいは自然に生じる思考や感情に気づく。

たとえば、呼吸を白いキャンバスだとイメージする。そこに五感からの情報が描かれていく。その映像は、現れては消え、また現れてくる心の風景だ。固定したものではなくて、ムービーのように流れる。

川の流れにたとえてもいい。流れる川に、いろんな出来事が浮かんだり、消えたりしながら流れていく。あるいは青空に流れる雲のイメージや湖面に映る風景を連想するのもいいだろう。心の鏡にいろいろな出来事が映り、現れたり消えたりするイメージだ。心が静かに落ち着くほど、湖面はクリアになり、美しい風景が浮かぶ。

何にたとえてもいい。個々人によって、イメージしやすいものは異なるだろう。とくに何かに注意を集中するわけではなく、静かな呼吸のなかにくつろぐような状態で、心を解放していく。

ただ、ゆったりと呼吸をしているなか、対象を限定せず、ただ心の動きを眺める。そして、次第に対象と自分との境界、自分と世界との境界がなくなっていくように感じるかもしれない。呼吸を感じながら、この世界にただ坐っているという感覚に近づいていく。

こうして自分の心の動きに気づきやすくなることで、他者の心の動きや自他関係にも気づきやすくなる。

大空に浮かぶ凧になる

概ね、二～三か月ほど継続すれば、自身の心の動きに気づくようになり、感覚と思考、感情の関係が自分自身の体験として分かるようになるだろう。そうなると、マインドフルネスは概ね体感できている。

さらに、日常生活のなかでも感情に翻弄されにくいといった効果が出てくる。自分よりも他人からの方が、「最近、少し変わったね」とか、「以前より落ち着いてみえる」といったように言われるかもしれない。

また、日常生活では変化に気づきにくくても、ストレスを受けたときに、自身の変化を実感することが多い。以前なら、もっと感情が揺れたと思うのに、平常心で乗り越えることができた、新しい発想が自由に浮かんだといった感想が出てくる。

こうした心の理解や安定感、あるいは集中力などが、瞑想を継続するなかで、徐々に高まっていく。

この気づきの根っこになるのはやはり「呼吸」である。マインドフルネスでは、呼吸を船のアンカー（錨）に例えることが多い。呼吸によって、心を「今、ここ」につなぎとめるという。

一方、私はマインドフルネスの練習ステップを「凧あげ」に例えるのが分かりやすいと思っている。自分は凧、呼吸は凧糸だと思って欲しい。船の錨というのは何だか重々しくて、鎖よりは凧糸のほうが軽やかでいい。こちらのほうが個人的に好みだ。

凧をあげるとき、最初は走るだろう。次第に、タイミングをあわせながら糸をぐいぐい引くことで、凧は少しずつ上空へとあがりはじめる。

ある程度の高さにあがるまでは、糸には注意を集中する必要があるだろう。あまり頑張り過ぎないようにと言われても、どうしても肩に力が入る。気をつけないと凧は落ちてしまう。

次第に空高く凧があがるにつれ、呼吸の糸を強く意識しなくても、凧は安定して空に浮かぶようになる。糸の動きもゆったりと静かに、落ち着いていく。呼吸という糸につながってはいるけれど、凧糸はあまり意識されてはいない。

凧が高くあがるにつれて、雄大な風景が見えている。だからといって、糸が切れてしまっては、凧はどこに飛んでいくのか、分からない。呼吸の糸がちゃんと自分とつながっていることにも気づいている。

このとき、青空のなかをゆったりと舞う凧には、流れる雲やいろんな風景を見渡すことができるだろう。それが五感から来る情報や思考、感情の動きだ。

さらに、高くあがれば上がるほど、凧はどんどんと小さくなり見えなくなっていく。自分自身は空間のなかに溶け込み、この宇宙とあたかも一つになったように感じるかもしれない。

ただ、それも大それたことのように感じるのではなく、たまにはクリーンヒットもあるのかもしれないと思うぐらいがいい。高くあがったことを意識しすぎたり、結果を求めすぎたりすると、逆戻りしてしまう。

「そう感じることもあるのだなあ」と、ゆったりと余裕をもって捉えておくようにしよう。頑張るわけでもなく、ただ「あるがまま」に世界を捉えている。そして、ここから得られる気づきが周囲の世界や自分自身と調和する知慧となる。

6章

日常生活を変える気づきの智慧

無意識に繰り返される日常に疲れたとき

毎朝、駅に向かって歩くとき、自分の気持ちがどこに向いているのか、自分が何を意識しているのかに気づいている人はほとんどいない。このとき、私たちの頭のなかでは何が浮かんでいるのだろう。

出かける前の家族との会話やテレビで観たニュースについて考えているかもしれない。会社に着いた後の仕事のこと、今日は何をするのかといったことを考えているのかもしれない。もしかすると、「会社に行きたくない」と、いつも考えてしまう人もいるだろう。

いずれにしても、今、歩いていることを意識している人はほとんどいない。心は「今、ここ」から離れ、なおかつ自分の心がどこに向いているのかにも気づいていない。こうした状態を「マインドレスネス」という。

忙しい勤務中には、なおさらマインドレスネスとなる。頭のなかでは次から次にしないといけないことがぐるぐる巡り、いっぱいいっぱいになっている。そこに電話がかかってきたり、メールが入ってくる。はたまた、自分の席をたって歩き出せば、途中で誰かに声をかけられる。廊下に向かって歩いていたはずなのに、「あれ？　自分はどこに行こうとしていたのだろう」と、分からなくなることさえ起きる。

忙しいという漢字は、心を亡くすと書く。昨日の夕食どころか、今日の昼食に何を食べたのかさえ思い出せないこともあるかもしれない。それどころか、「今、自分は何を食べたのだろう？」と、先ほど口に入れたモノさえ意識に残っていない。味も形も、それが何だったのかも覚えていない。こんな日常を過ごしている人たちは決して珍しくはないだろう。

まるでマシンガンのように、次から次へと自動連射するように仕事をやっつけていく。ここで考えている余裕はない。あっという間に一日が終わり、「自分は今日、いったい何をしたのだろう？」と振り返っても、あたふたと忙しかったことしか思い出せない。そんなことはないだろうか。

心が休まるときはなく、物事を冷静に考える余裕もない。そんな毎日が繰り返されると、消耗感ばかりが蓄積していくかもしれない。

行動は未来に向かって行うものであり、常に何かの目的がある。駅に向かって歩くのは、電車に乗るためだ。つまり、移動の手段として歩いているのであって、歩くことそれ自体に目的があるわけではない。さらに言えば、電車に乗るのも目的地に着くためだ。その先には勤務先や得意先、あるいはデートの相手がいるのかもしれない。

ここに手段としての行動がある。駅につくことが目的であり、手段としての歩く行為は、手っ取り早くすませたいし、めんどうだと思う。しなくてもすむならやりたくない行為になるだろう。目的を達成するためにほかの楽な方法があるなら、そちらを選びたい。

駅に向かって歩くことが手段であるのと同じように、仕事も何らかの手段として意識されるかもしれない。例えば、生活のためや周囲からの評価を得るため、将来のためだと考える人は多いだろう。

このように何かの手段のために日常生活が埋め尽くされると、私たちの心はどんどん消耗していく。人生そのものが消費されるモノとなってしまう。

マインドフルネスを生きた智慧とする

モチベーション理論では、手段として働くときは外発的な動機づけといわれる。一方、仕事そのものに喜びや意義、やりがいを感じる場合は内発的動機づけとなる。この内発的動機づけのほうがストレスは少なく、高いモチベーションを維持することができるので、内発的な動機づけをいかに高めるのかが大切だといわれる。

先ほどの歩く例で言えば、歩くことそのものを目的とする。歩くことを味わいながら歩く場合、その時間は何かの手段でも、消費される時間でもなく、生きた時間となる。一歩一歩、足裏の感覚を受け取り、「今、ここ」を体験しながら歩く。そこに、ただ歩くことからの気づきや喜びが生じてくる。これがマインドフルに歩くことであり、歩く瞑想となる。

とはいえ、私たちは足裏の感覚を意識しながら歩く瞑想をするように、いつも行動しているわけにはいかない。そんな余裕はないのが現実だ。商談に行く途中では、歩きながらも相手をどのように説得しようかと思案する。そんな日常生活を送っている。

歩きながら考えられるのは、歩くという習慣行動をとくに意識することなくできるからだ。しかし、足を痛めていたり、腰痛がある場合は一歩一歩を注意深く意識して歩くだろう。いつものように歩くと激痛が走りかねない。習慣的な行動では上手くいかないから、足の感覚に注意を払いながら歩くわけだ。

慣れない雪道の場合や、道路に水たまりがあって泥水がはねそうなときも同じだ。転ばないよう、失敗しないように「今、ここ」に細心の注意を払う。しっかり歩くことそのものが目的となる。心は自ずとマインドフルにスイッチする。自動操縦であった歩くという行動に注意が向けられ、命が吹き込まれる。

歩くという行動は同じでも、注意がどこに向いているのかで気づくことは大きく異なる。足裏の感覚に注意を払うことで、道路の凹凸に敏感に気づくこともあれば、アスファルトとコンクリートの固さの違いに気づくこともある。街路樹の四季折々の変化、店のショーウィンドウや看板の変化に気づく人もいれば、気づかない人もいる。

まったく同じ出来事を体験しているかに見えて、私たちが気づくことは人それぞれまったく異なるのだ。

どのような気づきが優れている、劣っているというわけではない。散歩しながら思索にふけるのもいい。駅に向かって急いで歩くこともある。歩くことそのものにはまったく注意が向かないこともあるだろう。そのことが悪いわけでも何でもない。

ここで重要になるのは、注意の向け方によって気づきは異なってくるという事実だ。そして、私たちは自分の注意が何に向いているのか、あるいは何に注意を向けようと意図しているのかに自分では気づいていないということだ。


エクセルを使った表計算をしているときにミスに気づくこともあれば、気づかないこともある。自分でミスに気づく人もいれば、間違いをしばしば繰り返す人もいる。この違いは注意のコントロールにある。

表計算をしながら、別のことに注意がそれるといったことは誰にでもある。誰かから声をかけられる、別の仕事が気になるなど、私たちの注意をそらす出来事には事欠かない。そのとき、自分の注意がどのように変化したのかに気づくことが大切だ。

自分の思考や感情がどのように動き、どう物事を判断し、評価しているのか。その背景となる考え方や前提としていることが何であるのかに気づくこと、そのトレーニングが日常のなかでのマインドフルネスであり、生活での気づきである。こうした生活での気づきが、まさにマインドフルネスを日常生活に活かす智慧となる。

正式な瞑想と「生活瞑想」は車の両輪となる

マインドフルネス瞑想は仏教瞑想から発展した。そのルーツの一つが禅である。禅は生活の場を修行の場とするところが特徴だ。例えば、曹洞宗には「威儀即仏法《いぎそくぶっぽう》、作法是宗旨《さほうこれしゅうし》」という言葉がある。

作務といって掃除や食事の準備、畑作業なども行う。朝の洗顔や食事、トイレ、掃除、風呂、睡眠など、日常生活のすべてを禅の精神で過ごすことが求められる。

「行住坐臥《ぎょうじゅうざが》」という言葉もあるけれど、これは歩くこと、立ち止まること、坐ること、横になることを意味する。坐禅をするだけではなく、こうした日々の生活動作、日常の立ち居振る舞いのすべてが禅というわけだ。

今日のマインドフルネスの発展に最も貢献したキーパーソンはジョン・カバットジン博

士だが、彼は坐って行う瞑想を「フォーマルな瞑想」、日常生活でのマインドフルネスを「インフォーマルな瞑想」と述べ、この二つは車の両輪のようなものだという。カバットジン博士は曹洞禅についても詳しく、道元の影響を強く受けたと語っている。そんなところから生活のなかでのマインドフルネスの実践をとても大切にしているのかもしれない。

自宅で、あるいは瞑想会など、瞑想する環境がととのっているなかで、呼吸に注意を集中すれば、気持ちが落ち着くのを感じるだろう。自身の心の動きを観察することは瞑想トレーニングを続ければできるようになる。また、その効果は瞑想を続けるエネルギーにもなる。

しかし、いざ日常生活に戻ると、忙しさのなかで我を忘れてしまう。思わぬアクシデントに出会ったときにあたふたと焦ったり、イライラしたり、他者の言動に怒りを覚えることもある。毎日の出来事に感情が乱れるといったことが起きてくる。これまでの「心の生活習慣」のままに行動してしまう。

瞑想のときに心静かになることができても、思い通りにならない出来事が次々に起きる日常生活で、心を平静に保つのは、実のところ瞑想以上に難しいのかもしれない。

これを可能にするのが、いわば日常生活のなかでの瞑想、つまり「生活瞑想」である。日常生活での習慣的な行動に注意を払い、そのことに専心する。そこで、「心の動きに気づく」といった実践を通じて、自身の「心の生活習慣」が鮮明になってくる。

ゴルフの打ちっぱなしではなく、実際のゴルフ場でプレイする。こうした実践から、思わぬアクシデントや壁に突き当たったときにも、冷静な自分を取り戻し、解決策を見出す明晰さを発揮していくことができるだろう。

日常の動作を丁寧に、意識的に行う

マインドフルネスには、食べる瞑想や歩く瞑想があるが、最初の導入のときによく行われる瞑想の一つに「レーズン・エクササイズ」がある。

手のひらに一粒のレーズンを置いて、じっくりと眺める。これまで一度も見たことのないものとして、まさに初心になってレーズンを眺め、香り嗅ぎ、手で少し押して手触りを確かめたりする。

そして、一粒のレーズンを口に入れ、舌で確かめ、口のなかを転がし、レーズンがどのように転がり、舌がどんな動きをし、どのように味や香りを感じるのか、丁寧に、丁寧に感じ取る。

さらに歯を立てて、その感触を味わい、少し力を入れて噛んでみる。レーズンの味がどう変化し、口のなかにどう広がっていくのか……。最後に喉を通って、胃袋に収まっていく感じまで丁寧に味わう。

レーズンをこれ以上ないくらい丁寧に味わう。

たった一粒のレーズンを五分以上かけて味わうとき、何を感じ、どのように一粒のレーズンを私たちは味わうのかを体験する。レーズンをとおして味覚や臭覚、触覚をとことん意識する。ただ感じることを味わう。たった一粒のレーズから味わい尽くせないほどの無限の豊かさを感じることができるだろう。

日々の忙しさのなかで、私たちは「今、ここ」に存在する豊かさを感じることなく過ごしている。このことに気づくのがレーズン・エクササイズである。

何かを食べるとき、わたしたちは食べ物そのものをあまり意識することなく、口のなかに放り込み、よく噛まず、しっかりと味わうこともなく食べていることが多い。食べているものそのものに意識は向かわず、まったく別のことを考えていることも少なくない。「ほとんどそうだ」という人も珍しくはないだろう。

昨日の夕食やランチを思い出して欲しい。どんなふうに何を食べただろうか。場合によっては、何を食べたのかも忘れているかもしれない。

忙しいだけの平板な日々を送っていると感じている人でも、注意を集中して味わえば、ほんの一口の食べ物のなかにも無限の豊かさを感じることができる。

日常を平板にしているのは自分自身かもしれない。自分の感性を高めること、自身の五感で世界を感じることが、自分自身を大切にすることにつながっていく。

とはいえ、レーズン一粒を味わい尽くすように毎日の行動すべてをマインドフルに過ごすことは現実的ではない。仕事や家事に忙しいなかで、出家者のような生活は難しい。そこで、生活シーンのなかから何か一つの行動を選んで、その動作のときだけはマインドフルネスを心掛けるのが、「生活瞑想」のコツだ。

たとえば、ドアの開け閉めを注意深く丁寧に行う。まず、ドアの前まで来たときに開けようとする気持ちの動きに気づき、そこからドアノブに手をかけて回す。このときにドアノブから受ける感触を味わい、ドアノブを引く。

通常なら、自動的に片方の足が前に出ているだろう。ここではドアが十分に開いたことを確認し、ドアを通り抜けようとする自分の意図を確認し、足を意識的に一歩前に出すなど、心と体の動きを確認する。次の動作に移るときの心と体の動き、その瞬間瞬間の体験を丁寧に感じとる。

まるでゴルフでパットを決めるときのように、丁寧に動作を観察する。足の位置やフォーム、カップまでの距離や芝目、クラブを握る手の感触、重心の安定感や全身のバランスを意識しながらクラブを丁寧にふる。

そんなイメージで、ドアを開け、閉める。あるいは、茶道のお点前のように、一つ一つの動作を綿密に意識的に体感しながら動作を行う。

食事をじっくりと味わう

日々の食事は身体の健康にとって大切なだけでなく、心の満足感との関係も深い。健康との関連では、よく噛んで食べることが大切だと言われ、「一口三〇回は噛む」ことが推奨される。

子供のころに「よく噛んで食べない」と、言われた経験のない人はむしろ少ないだろう。よく噛むことの大切さは理解していても、しかし現実には実行できない。

分かってはいても、例えば「がつがつ食べて、お腹に入れたい」という欲望のほうが勝ってしまう。早く食事をすませることが習慣化しているのかもしれない。知っていることとできることはまったく違う。


ここでは食べたいという気持ちと、よく噛むということがうまくマッチしていないために、「よく噛みましょう」という言葉は理解できても、受け入れられない。

そこで、「食事をじっくり味わう」ことを意識する。噛む回数にはこだわらない。食事そのものに好奇心を持って、ただ丁寧にじっくりと味わう。すると、自然によく噛むという行動が促進される。食事を丁寧に味わう方が主体的であり、「よく噛みなさい」と言われてたくさん噛むよりもずっと受け入れやすい。

じっくり味わうことを意識し続ける必要はない。むしろ「味わわないといけない」と考え過ぎると、逆に抵抗感が出てくる。最初の一口目だけでいいので、深く味わうことを意識する。すると、その後の行動が変化し、自ずとよく噛むようになる。

あるいは、食事のときに使うお箸をとる行動を意識的に行うことでも、食事に変化が起きる。これを私は「お箸のワーク」と命名して、研修でも伝えている。このやり方はとても簡単だ。とくに難しいわけでも、時間がかかるわけでもない。

食事の席に着いた後、「お箸をとります」と言ってから、お箸を実際に手にとり、その後に「お箸をとりました」と言う。これだけだ。

お箸を持つという行為を、これまでどれくらい繰り返してきたことだろう。一日に三回の食事でお箸を使ったとすれば、一年間で約一千回、一〇年間で約一万回もお箸を手にしたことになる。このお箸を持つ動作を丁寧に観察し、体感するのが「お箸のワーク」だ。

食卓に着いたとき、まずお箸を取ろうとする気持ちの動きあるだろう。この自分の気持ち、意思を確認して「お箸をとります」と心のなかでつぶやいて、自身の動作を丁寧に観察する。

手を伸ばして、お箸に触れ、お箸を手に持つ感触をそのまま受けとる。そして、手に持った感覚を確認し、心のなかで「お箸を持ちました」と、ただつぶやく。

これだけのことを体験する。いくら丁寧に時間をかけたとしても、三〇秒とはかからないだろう。普段の食生活では、お箸を取るという行為を意識することはまずない。食事をしようとするときに、無意識に箸に手が向かい、そのまま料理を口に運ぶ。これらの動作が自動的に繰り返されている。

自動的に繰り返している動作であるから、ちゃんと意識しようとしても、その場になると箸を持つ行動を意識することを忘れてしまう。研修のなかでは、昼休みの前に簡単に紹介してから、食事に行ってもらう。そして、参加者が戻ってきてから感想をシェアしあう。

このワークをただ示しただけの場合は、半分以上の参加者が忘れてしまう。昼休みの直前に伝えるわけだから、食事までには一〇分もたっていない。しかし、多くの人が食事を前にした途端に忘れるのだ。ちなみに、「忘れる人がとても多いこと」を事前に伝えると、忘れる人の比率は概ね三割以下に下がる。

食事の途中で思い出した、食べ終わってから思い出したという人も少なくない。食事の途中で思い出したときには、いったんお箸を置いて、「お箸を持ちます」と、こころのなかで唱えてもかまわない。そこから自分の気持ちや行動にどんな変化が起きるのかに気づく。

「お箸のワーク」から気づくこと

このワークでは、「食事をゆっくり味わえた」「つくってくれた人のことを考えた」「何を食べているのかを意識した」「普段は無意識に食べていることに気づいた」といった感想がよく出てくる。マインドフルネスとは無関係のセミナーのときにも、ほぼ同じような感想が出てくるのが面白い。

つまり、お箸をとる行為に注意を向けることで、その後の食事にも注意が向く。ここから、ゆっくり味わって、よく噛んで食べるという行動の変化が起きる。さらに食事への感謝の気持ちまで現れてくることもある。

もちろん感想は人それぞれであり、全員にこうした変化が起きるわけではなく、個人差も大きい。このワークをすること事体を忘れる人も多いけれど、「忘れたという事実」からも気づきは生まれる。

「忘れないようにしよう」と思っているのにも関わらず、忘れてしまった現実に直面し、そのことを評価せずあるがままに受け入れること、このこと自体がマインドフルネスのトレーニングとなる。

この「お箸のワーク」を生活瞑想の一つとして取り入れることができる。最初はもちろんのこと、忘れることも多い。しかし、数日も意識していればほとんど忘れなくなり、三食、毎回忘れなくなれば、食事をするときの新たなマインドフルネス習慣として根づく。最初にお箸を持つとき、お箸を持つ感覚を自然に確認し、食事を味わうことが新たな習慣となっている自分に気づくだろう。

食事のとき、一口ひとくち、丁寧に味わって食べるとき、これまで一度も食べたことがない初めての食材だとイメージしてもよいだろう。あるいは高級料亭にて出された料理や恋人が初めて精魂込めて作ってくれた手料理だと想像するのもいいかもしれない。そんな場合、私たちは好奇心をもって、丁寧にじっくりと味わう。一つひとつの料理を丁寧に口に運び、味わうことに細心の注意を払う。

こうした味わい方がマンドフルな食事作法になる。料理の姿や形、色合い、香り、口に入れたときの感触、歯ごたえ、柔らかさや固さ、味のバランス、喉を通り胃袋に落ちる様子を丁寧に、緻密に感じる。料理を全身全霊で味わう。

マインドフルな食事では、料理そのものときっちりと対面する。ただ食欲を満たすものとしての食事ではなく、ただ身体に必要な栄養を摂取するためのものではなく、食物である野菜や魚、肉といった対象、料理をした人など、食事としてこの場に存在するすべてと対面し、そのものを丁寧に味わう。

どの食材一つをとっても、それらは自然からの恵みに他ならない。今ここに出てくるまでに、とても長い旅をしてきた。野菜であるなら、一粒の種から芽が出て、太陽の光と大気、大地の養分を吸収しながら成長し、それらが誰かの手により収穫され、トラックで運ばれ、お店に並び、購入された後にキッチンにやってきた。そして、料理されて、やっと食卓に並んだ。

じっくりと味わうということから、私たちは無限のつながりと豊かさを感じることができる。

生活瞑想の実践方法と効果

生活瞑想で選ぶ行動は、食事の一口目でも、他の何を選んでもかまわない。ただし、一日に二~三回以上は行うものがよいだろう。滅多にしない動作では効果を得られない。あまり頻繁に行う動作を選ぶと実行するのがやっかいになる。

たとえば、靴を履くときや脱ぐとき、玄関の鍵をかけるとき、手を洗うとき、歯磨きのとき、シャワーを浴びるとき、パソコンの電源を入れるときなど、何か一つの生活動作をターゲットとして決め、その動作のときは、その動作にだけ、注意を集中する。いっぱいのコーヒーや紅茶の香りを楽しみ、丁寧に味わうのもよいだろう。

日常生活のなかで、マインドフルになる行動を一つだけ決めて、その実践を約二週間続ける。ほんの数分でかまわない。最初の二~三日は、決めたことすら忘れてしまうことも多いだろう。

ドアの開け閉めをマインドフルにしようと決めても、気がついたときにはドアを通り過ぎた後だったといったことが起きる。日常生活のなかで繰り返す動作は無意識に行われるため、意識することを忘れてしまうのだ。

ここでは、忘れてしまった自分を責めないで、忘れたことに気づいたことをほめて、「次は忘れないようにしよう」と思えばそれでいい。しかし、また忘れるかもしれない。そのときの心の反応を好奇心いっぱいに観察するのも面白いかもしれない。

その時々に自分の気持ちがどのような状態にあったのか、どこに気持ちが向いていたのかを確認する。こうした確認を通じて、自身の無意識の行動に気づくことになる。逆に、忘れたことが気づきにもつながる。

こうして続けるうちに、つまり何度か忘れるうちに、次第にドアの開け閉めを意識できるようになる。さらにしばらくすると、ほとんど忘れることがなくなり、ドアの前に立つと、マインドフルに行動できるように変化する。このときにはドアの開け閉めの仕方がこれまでとは異なっていることだろう。

この生活瞑想のトレーニングから、私たちがいかに日常を無意識に送っているのか、ほとんどの行動を自動操縦の状態で行っていることに気づくことができる。そして、マインドフルに行動するトレーニングがどのように自分に身につくのか、通常の行動とマインドフルな行動がどのように異なるのかが体験として理解できるだろう。

一つの動作をマインドフルにできるようになったら、次の動作に移る。今度は何にしてみようかと好奇心をもって始めてみよう。そして、いくつかの動作をマインドフルに行うことを繰り返すうち、周囲で起きる出来事に対して、自分の心が動く瞬間を次第に捉えられるようになってくる。

とはいえ、呼吸瞑想や気づきの瞑想と日常生活での応用はなかなか結びつかないことも多い。ジョン・カバットジン博士の言葉にあるように、フォーマルな瞑想とインフォーマルな瞑想は車の両輪ではあるけれど、この二つがうまく結びつかないことも多い。そこで、呼吸瞑想と歩行瞑想の違いから、生活への応用について以下に述べることにする。

あるがままに受け取るということ

呼吸はいつも自然にやっていることで、とくに意識しなくてもできることだ。呼吸瞑想では、積極的に何か行動するわけではない。ただ坐り、いつも自然に行っている「今、ここ」での呼吸を受け取るだけである。何もしない。

そのときに、もし外からの音がすれば、音がしたと気づくかもしれない。風を頬に感じれば、風があると気づくだろう。自分の体を支える床の存在に、お尻や足の感覚で気づくかもしれない。部屋が寒いときには、寒いと気づくだろう。

ここでは何ら積極的に行動しない。「今、ここ」での出来事にただ気づくこと、それだけにとどまる。こうした気づきの対象はすべて過去の出来事だ。現象が生じたその後に、私たちは気づく。

それら気づきの対象となった出来事を評価することなく、良いとか悪いとか判断することなく、ただあるがままに受け取る。

受け取るだけで、何かの反応をするわけではない。ただ情報を受け取ること、そのことだけに専心している。何もしないことをする。

これが、「ただ坐る」ということだろう。これは世界をあるがままに受け入れていること、あるがまますべてを肯定していることであり、一〇〇パーセントＯＫの世界だ。何も加える必要もなく、何も引く必要がない世界であり、何も働きかけない状態を意味する。ここに、一切のストレスはなくなる。あるがままを受けとるとは、そういうことだ。ただ、気づいているだけの状態である。

であるから、理想通りには到底できない。「ただ坐る」のはシンプルではあるが、決して簡単ではない。

たとえば、外からの音がうるさいと自動的に判断したとき、私たちはその音を何とかしたいと考える。文句をいってやろうか、などと考えるかもしれない。行動したくなる。判断や衝動が生じる。心が何かを求めて動く。

ただ、坐ることは難しく、私たちは受け取るだけではなく、何かの行動を起こしたくなる。私たちは受け取った情報を判断し、世界に働きかけようとする。そこに自身の心の動きを観る。そして、同じことが日常生活でも起きている。

歩行瞑想からの気づき

私たちは普段は、何も意識することなく、ただ歩いている。生まれたときから歩くことに慣れているので、自動的に歩いている。そこに何の注意も払ってはいない。

歩行瞑想では、こうした歩く行為に注意を向ける。マインドフルネスのトレーニングにもあり、禅の修行でも経行という歩く瞑想を行う。

歩行瞑想では、歩くことにただ気づく。できるだけ、繊細に、しかしあまり頑張り過ぎないで、歩くことに、たんたんと気づく。最初はゆっくりと「半足」ずつ歩いて、練習をしてみよう。半足とは、足のサイズの半分の歩幅で歩く。二五センチの人なら、歩幅は一二・五センチになる。ただ、あまり細かくこだわらなくてもいい。

左足を一歩前に出すとき、踵が床から離れ、左足が前に進み、そしてつま先が床につく。このとき、左の踵が床から離れたときに、その離れたことに気づく。

そして、足が前に進んだことに気づき、つま先が床に触れたとき、そのことに気づく。

基本は自分の足の動きに気づくことだ。「呼吸瞑想」で体の感覚で呼吸に気づくように、足が受けとる感覚にただ気づく。

最初はつま先が床に触れた後に、その触れたことに気づくだけでいい。物質である床と肉体である足先が触れ合う。そのことを心が認識する。これが触れたことに気づくということだ。

触れた後に気づくというのがポイントだ。当たり前のことだけれど、触れたのは過去のことであり、そのことに「今、ここ」で気づく。そして、連続して、触れた、触れた、触れたと、気づいていく。

気づきはすべて過去のことだ。例えば遠くで音がする。その音が空気を伝わり、鼓膜を揺らす。その振動を音として私たちは感知し、音がしたと気づくのだ。だから、気づきは過去を「思い出すこと」でもある。足が床に触れたという過去の出来事に「今、ここ」で気づく。

少し慣れてきたら、今度は、床から離れたことに気づく、前に足を進めたことに気づく、床に触れたことに気づくというように、気づきのポイントを増やしていく。たった一歩のなかに無限の気づきがある。だからといって、どこまでも細かくできるわけではない。自分の動作、動いている足が受け取る感覚に次々に気づいていく。

歩行瞑想はこのように、一歩一歩ただ自分が歩を進めているときに受け取る情報、歩いているという現実をリアルに確認していく。過去のことに気づき続けながら歩くのが歩行瞑想だ。

呼吸瞑想と歩行瞑想との違い

一歩一歩に気づくことは、一呼吸、一呼吸に気づくこととよく似ている。気づき続けるという意味では、呼吸瞑想と歩行瞑想は同じといってもいいだろう。

しかし、呼吸瞑想と歩行瞑想には大きく異なる点がある。歩くという動作は自ら行う。行動は未来に向かうものだ。意識していようがしていまいが、何らかの意図を持って私たちは歩くという行動をする。夢遊病者のように歩いているわけではない。

前に進むという意図があり、足を前に出そういう意図のもとに、左足を前に出し、その足が地面にしっかり着地するだろうと予測しつつ、一歩先の地面につま先から着地する。坐って呼吸をしている場合は、自ら意図的に何かの動きをするわけではない。しかし、歩くことは未来に向かう行動である。

気づきの対象は過去の出来事であり、行動は未来へ向かう。では、この違いを明確に体験するための歩行瞑想を実践してみよう。

足を前に踏み出すとき、その足を前に出そうとしている自身の意図に注意を向ける。このとき、自分の注意はどこにあるのか。自身の足をどこに向かって、どのように前に出そうとしているのか。その意図に注意を向けながら、歩く。

すると、自分の意図と実際の足の動きの差に注意が向くだろう。自分の意図通りの位置に足が着地するのかどうかが気になり、わずかな不安感が出てくるだろう。未来は決して予測通りにはならない。

ここで説明していることは、本を読むだけでは実感できないだろう。ぜひ、実際に自ら歩行瞑想を体験して確認して欲しい。

足から受け取る感覚に注意を向け、気づきを中心に歩く場合には、安心感や満足感が高まる。それに対して、自身の意図と現実に起こる出来事に注意を向けた場合は、不安感のほうが高まるだろう。この一歩と同じことが人生で起きている。

足を一歩、踏み出した先の未来の時空間を想定しながら、一歩を踏み出し、その想定とは微妙に異なる結果にストレスを覚える。


日々、仕事に追われる毎日を送る。何かの目的を達成しようとするときに私たちはストレスを感じる。これは、自分が期待したように相手が動いてくれない、自分が思ったように物事が進まないためだ。

ガリガリと行動するのは、想定した未来とのギャップを埋めるために邁進している状態だ。ゆったり集中できているわけではない。

注意は未来に焦点化され、目的が強く意識されているために、自動操縦になりやすい。そのために気づきは限定される。焦りがストレスを高め、そのストレスが余計に気づきを狭めるといった悪循環も生じる。

こうしたことを避けるために、日常生活のなかで、マインドフルに立ち返る回路を育てることが重要になる。

大きな目標よりも身近な目標に目を向ける

山を登るときには、もちろんピークを目指すけれど、いつも頂上を見ていると疲れてしまう。山登りのコツは、一歩一歩を意識することだと言われる。あと一歩進むことを繰り返す。すると、いつのまにか頂上にたどり着くという。

頂上までの距離ばかり意識していると、まだ着かない、まだ着かないという気持ちが出てくる。一歩進んだとしても、近づく実感など得られるはずもない。疲労感ばかりがどんどんと高まってくる。ゴールは目指しても、意識を集中するのは次の一歩だけでいい。

大学時代に私はワンダーフォーゲル部に入って、よく山に登っていた。当初は年間一〇〇日以上もテント暮らしをしていたが、次第に山よりも旅先でのいろんな人たちの生活に興味を覚え、民族調査の真似事のようなことを始めた。その後、インド各地を旅して、人間にとっての幸せとは何だろうかと考え始め、自分の進む方向は工学部の専門を生かす道ではもうないだろうと思っていた。

それはともかく、山に登るときには縦走と、谷を進む沢登りの二つの方法がある。縦走では尾根道を進むので、見晴らしがいい。遠くまで見渡せる。一方、谷を進む沢登りはほとんど見通しがきかない。道なき藪のなかをコンパス一つ頼りに、ひたすら進む。

この二つの上り方で好みが分かれる。私は縦走があまり好きではなかった。もっぱら沢登りのほうを選んだのだが、その理由を当時は分からなかった。

縦走はいつもゴールまでの距離を意識してしまうのだ。目指す地点になかなか辿りつけない。一方の沢登りは、変化に富んだ沢や道なき藪のなかを進むため、目の前のことにガリガリと集中するしかない。ピークを意識する余裕がそもそもない。

子供の頃から落ち着きがなく、部屋を片付けられないタイプだった私は、一歩一歩、目標に近づくのが苦手だったのだ。今も実は苦手だ。

しかし、この違いは周りからの刺激の量、対応すべきことと自分の注意をどこに向けているのかということに過ぎない。縦走であっても、一歩一歩に注意を向けることは可能だ。その一歩、一歩の歩みを体感し、そこに着実に進んだ充実感を覚えることもできる。

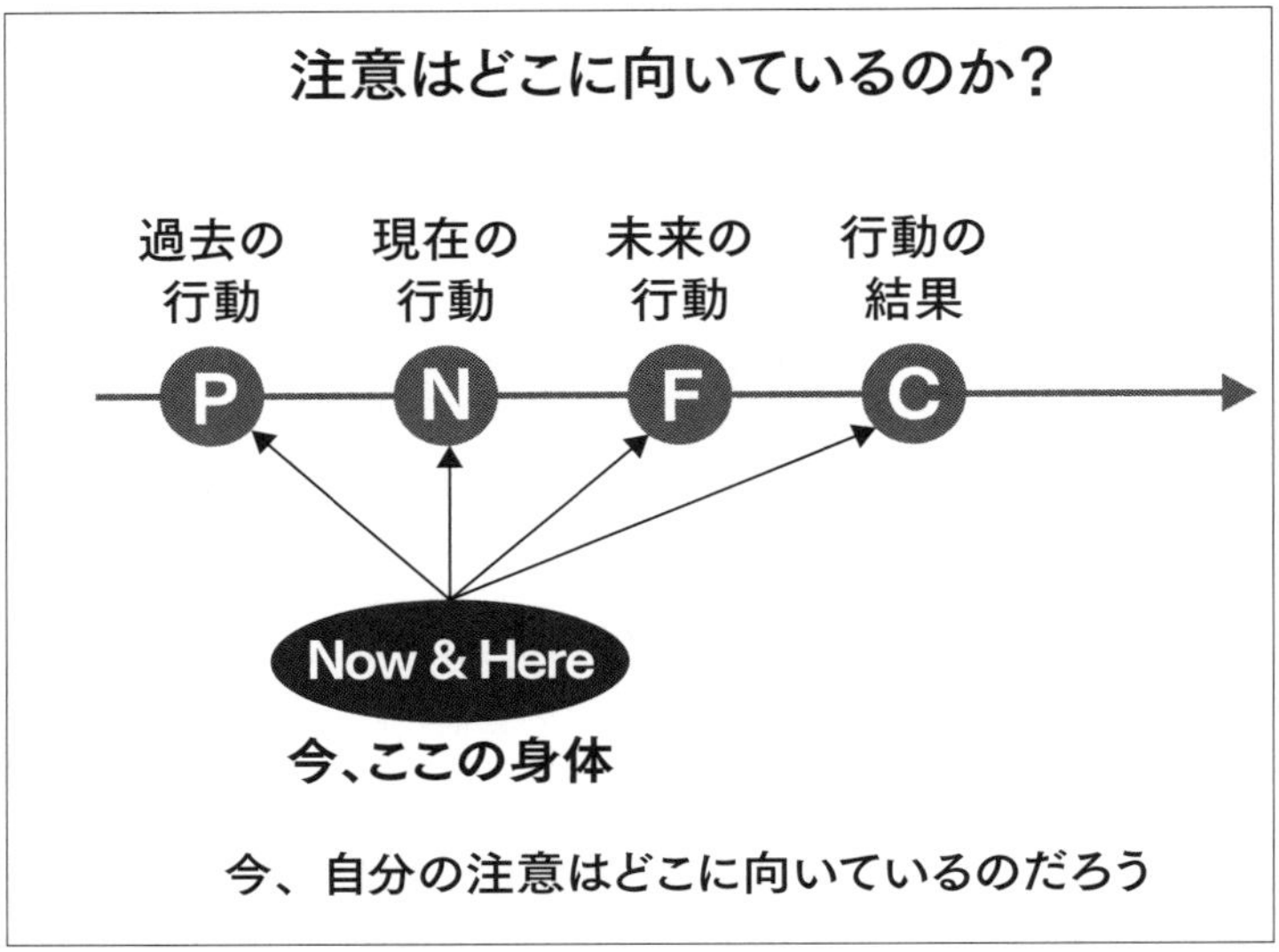

歩行瞑想だ。

遠い目標ばかりを意識すれば、達成できるまでの時間は長く、それだけつらく、その場での充実感は得られにくい。本当にゴールできるのかと不安にもなる。心配性の人は、道に迷わないだろうか、体力は持つだろうか、天候は大丈夫だろうかと不安に事欠かない。

「今、ここ」での一歩一歩に注意を向け、専心していれば、そこに一歩一歩クリアしていくことの達成感が常にある。とはいえ、やはり山頂に向かっていることを知らないわけでもなければ、意識しないわけでもない。分かってはいても、自分の注意はほとんど「今、ここ」に集中している。これがマインドフルだろう。

これは仕事をしていても同じだ。目的と目標をどこに置くのか。どこに注意を向けるのかで、集中の仕方もストレスも異なる。楽天的に考えるタイプで自信の強い人であるなら、自分は間違いなくゴールに到着するまで歩くことができ、素晴らしい成果を得ることができると想像し、その達成感を思い描きながら進むことができるだろう。

一方、悲観的な人は先行きの障害を想像し、本当にゴールができるのだろうかと不安な思いを抱きながら歩み続けることになる。苦しい。そんな場合も、一歩、一歩、前進したことを確認し、そのことに注意を集中していれば、あまりつらくはない。ここに成果を実感することができる。

「今、自分の注意がどこに向いているのか」に気づくこと、そのことに対して、どのような感情や思考が動いているのかに気づくことで、私たちは注意の方向をコントロールすることができる。

「呼吸瞑想」の練習をすることで、呼吸という退屈でかつ珍しくもないことに注意を向け、その時々に自分の注意がどのように変化しているのかに気づく。あるいは「心の動きに気づく瞑想」の練習から、自分の感情に気づく。五感を通じて、周囲の出来事に対して、自分の注意がどこに向き、どのような反応をするのかに気づく。

そして、注意の向け方だけで、自身の気持ちを安定して集中させることもできれば、不安になったり、気持ちが落ち着いたりすることも体験する。自分が「ガリガリ型」で視野が狭くなり、障害にぶつかったとすれば、いったん視野を広げて、周囲をゆったりと見渡すこともできる。

これがマインドフルネスの日常生活の応用となる。どんなとき、どんな場所にいようとも、私たちは連続する「今、ここ」にしか存在していない。違うのは、「いつ・どこの・何に注意を向けているのか」だけだ。そして、注意を向ける対象を変えるだけで、人生そのものは大きく変化する。

何のために、こうしているのか？

目的と手段を取り違えてはいけないとよく言われる。手段がいつの間にか目的化してしまって、本来の目的が忘れられてしまうという。
この目的と手段の取り違えは意外にも大きな問題をはらんでいる。

例えば、自分のレストランを持ちたい、健康で美味しい食事を提供できる店を地域につくりたいと思った。しかし、先立つものは金、生活もしないといけない。夢を実現するにも資金は必要だ。

とりあえず、金になる手近な仕事をする。忙しくアルバイトばかりしているうち、金になるなら何でもする。汚いことでもかまわない。そうして稼ぐことばかりに集中し、いつのまにか当初の目的とはまったく異なる店ができていた。

ある会社の経営理念に共感し、社会に貢献する仕事をしたいと考え、入社した。「環境に優しい生活商品」をつくるというその会社は、エコ企業としての評価も高い。

会社に入って何年かするうち、昇進にも開きが出てくる。自分の考え方を商品にするためにも早く昇進したい。いつのまにか成果や昇進が大きな目的になることも多い。それ自体は大きな問題ではないだろう。

しかし、成果を上げるためには、汚い手を使ってもかまわないと思うと本来の目的は失われている。どんどん昇進するうち、権力を持つことが目的となり、勝負に勝つため、業績を上げるために手段も選ばなくなると問題が起きる。偽装や汚職、粉飾など、不正の多くは目的を見誤ることから始まるのかもしれない。

何のために商品をつくるのか。その目的が見失われ、他の何かが優先されると行動に歪みが生じる。優れた商品を社会に提供するという目的より、目の前の成果が優先され、本来の目的が見失われることは決して少なくない。

個人の利益もあれば、見栄やプライド、金銭的な理由など、目的を見失わせる他の欲望は多い。本来の目的が失われないためには、手段が目的化しないように注意が必要だ。

「何のために」行動するのか？　この行動の理由となるもの、その意義を示すものが目的だろう。

目標には期限と達成レベルが必要だ。しかし、そこには意味がなくてもよい。だから、目標は手段にとなることもあり得る。根っこのところで何を実現したいのか、何を実現するために行動するのか。それが行動の目的だ。これだけなら、分かりやすい。

ところが、小さな目的は大きな目的の手段になる。「目的と手段は入れ子の構造」となっているため、目的や手段、目標は容易に入れ替わってしまうのだ。

たとえば、「森へ行くために歩く」といった場合、歩くのは手段であり、目的は森へ行くことだ。しかし、なぜ森へ行くのだろう。

「狩のために森へ行く」のなら、森へ行くという目的は手段に変わる。目的は狩である。さらに、「家族を養うために狩をする」のであれば、狩りは手段、目的は家族を養うことである。だからといって、私たちは家族を養うために歩くとは言わない。

これが会社組織の場合には、社長は会社全体の目的を考えるから、各部門の役割は会社の目的のための手段となる。自動車をつくるのが会社の目的でも、エンジン部門の目的はエンジンの性能アップやコストダウンだろう。そのことは、全社的には手段となる。さらにエンジンの部品をつくるのが目的、素材を提供するのが目的というように組織では役割分担があり、それぞれ全社の目的と各部門、各スタッフの目的がつながる。

ここでエンジン部門の部長からすれば、部品に集中しているスタッフは、手段と目的を取り違えているように見えることもあるだろう。

マインドフルネスを実社会で活用する

目的と手段を取り違えてはいけないとよく言われるけれど、そう簡単ではない。どの範囲で目的や手段、行動を捉えているのか。そのことを普段は意識することはない。そして、家族を養うために、森へ狩りに行こうとしているなか、遠い森までの距離を歩くために、一歩、一歩に注意を集中するとき、目的は忘れられているだろう。それが悪いわけでもない。むしろ、そうすることが歩くことを確かにすることも多い。「今、ここ」に生きている。

だからといって、「狩りに行くこと」をまったく忘れてしまっては、自分がどこに向かっているのか、分からなくなるだろう。

森に着くまでは、歩くことに専念すればいい。しかし、途中で道がなくなっていたり、天候が崩れる、仲間が怪我をするなど、何らかのアクシデントが起きた場合には、自分自身が進むべき目的を広い視野から再検討する必要が出てくる。

ところが、歩くことに注意を集中しすぎるあまり、前に進むことばかりに焦ってしまう

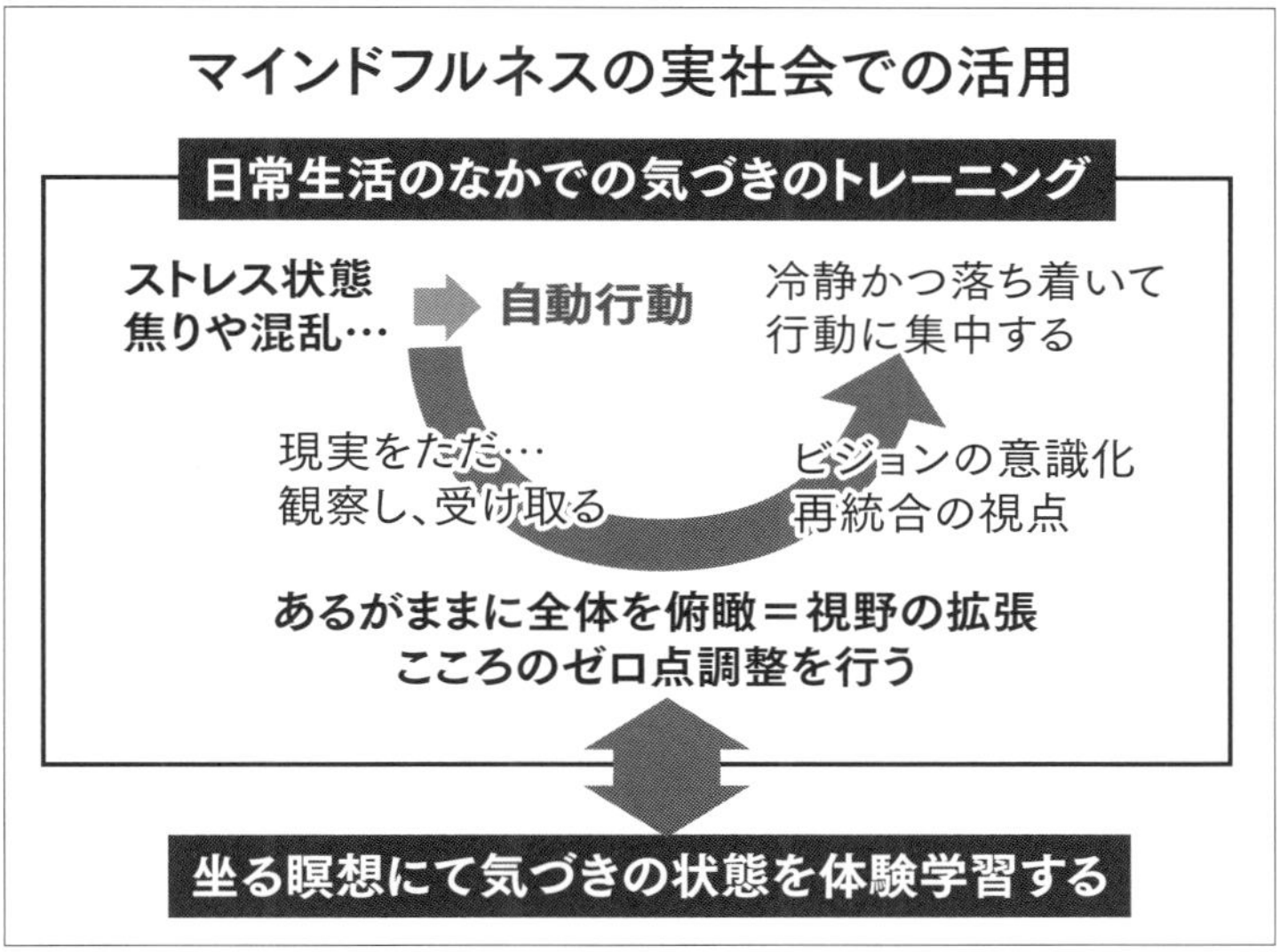

と、森までの体力が持たないといったことが起きる。あるいは森についただけでダウンしてしまうかもしれない。狩はできても、家族のところまで帰りつかなければ、そもそもの目的は果たせない。

本来の目的やそのつながりが意識されず、全体像が見えなくなってしまい、間違いやエラー、互いのミスマッチが起きることは意外に多い。

歩いているときには、森に向かって前に進むことだけを考えればいい。これは次章で詳しく述べる「することモード」だ。しかし、いったん何かのトラブルが発生して、進むのが困難になったときには、現実を冷静に観察し、楽観論にも悲観論にも陥ることなく、あるがままに世界を受け取ることが大切だ。これが視野の拡張であり、「心のゼロ点調整」である。

これがマインドフルネスの日々のトレーニングから可能になる「あることモード」への心の切り替えだ。全体をゼロ視点から見渡し、進むべき方向と対策を決め、行動すべきことを実行する。

未来が想定した通りになることはない。とくに、変化が激しく、複雑さと不確実さ、不透明さを増す現代にあっては、まったく想定できないことが起きることは珍しくない。

そんな激動のなかで、変化に惑わされることなく、広い視野から現実を冷静かつ柔軟に判断する能力が求められている。新たなリスクへの柔軟な対応や革新を生む創造力にもつながる。このことが今、マインドフルネスが求められる背景であり、現実への活用方法となる。次章からは、現実への応用方法をさらに詳しく述べる。

7章

究極のストレス対処法

マインドフルネスとストレスケア

ストレス対策にはいくつもの方法がある。悩みや不安のなかでいちばん多いのが人間関係のストレスと言われ、アドラーはすべての悩みは人間関係に帰結するとまで言っている。メンタルヘルスケアの分野では、アサーション・トレーニングやアンガーマネジメント等のコミュニケーションに関するトレーニングも多い。他には、解決志向やレジリエンス、ストレス・コーピング等、いろいろな方法が注目されている。

こうした数あるストレス対処の中で、今、もっとも注目を集めるのがマインドフルネスといっても過言ではないだろう。ＮＨＫスペシャルで放映された「キラーストレス」（二〇一六年）への対処法として、マインドフルネスが取り上げられ、アメリカ心理学会は五つのストレス対策の一つにあげている。

マインドフルネスそのものがストレス対策として効果があるだけではなく、「心の動き」に気づくことは、他のすべてのストレス対策の効果を高める。つまり、マインドフルネスは究極のストレス対策なのである。

では、そもそもストレスとは何か言えば、環境変化への適応反応である。原始時代でいえば、敵が目の前に現れたとき、その相手と戦うのか逃げるのかといった行動のために、私たちの体は様々なストレス反応を起こす。

まずは敵を認識して扁桃体が恐怖に対する反応を起こす。その反応が視床下部を経由し、脳下垂体からＡＣＴＨ（副腎皮質刺激ホルモン）が分泌される。そして、副腎皮質からはコルチゾールが分泌され、血糖値を上昇させる。交感神経系の興奮は血管を収縮させ、心拍数をあげるため、血圧も高まる。瞳孔は拡大し、呼吸も激しくなるといった反応が起きる。

これらの反応はいずれも敵と戦うか、逃げるかのための反応である。ストレスを感じたときに心臓がバクバクするのは、血液をたくさん体に送り込むためだ。血糖値と血圧をあげて、たくさんのエネルギーを筋肉に送り込み、目の前の敵に対処するための準備をする。一方では、血液の粘性が高まりドロドロになるのは、怪我をしてもたくさんの血が外に流れ出してしまわない効果がある。

このように「ストレス反応は命を守るため」に起こっている反応である。ストレス反応があるからこそ、獣などの敵にやられることなく、私たちの先祖は生き残ることができた。しかし、こうした緊急事態での防衛力を高める反応では、当座は必要のない胃腸等の内臓への血流は下がり、免疫系も抑制される。ストレス反応はあくまでも緊急事態に対応するための方法なのだ。

現代では会社の上司や顧客から怒られたとしても、獣と対面したときのように、戦うか逃げるのかといった反応をする必要はない。というより、そんなことをすれば余計にたいへんになる。しかし、生体は原始時代と同様に、敵に直面したときと同じように反応してしまう。人間の遺伝子は基本的には三万年以上も前とほとんど変わっていない。ストレス反応は敵と対面したときだけではない。目の前にある課題を解決しようとするときも、生体はたくさんのエネルギーが必要だと判断し、ストレス反応を引き起こすわけだ。

いずれにしても、環境変化に適応するために頑張ること、そのことがストレス反応である。そう考えると、ストレス反応は私たちの大きな味方でもある。とはいえ、こうした緊急対処のための反応を四六時中やっていては、体がもたない。これが現在社会のストレス問題となっている。

よりよく生きていくために、生命は数十億年の進化のなかで、環境への適応力を高めてきた。人間も同じだが、社会環境の変化があまりに急激となったため、もしかすると人間としての体や脳の仕組みが悲鳴をあげはじめているのかもしれない。だからこそ、脳の器質的な変化さえも引き越し、「心の生活習慣」にアプローチするマインドフルネスが注目を集めているのではないだろうか。

「することモード」と「あることモード」

マインドフルネス認知療法（ＭＢＣＴ）では、心の状態を「することモード（Doing Mode）」と「あることモード（Being Mode）」に分けて考える。

何かの目的に向かって行動している状態が「することモード」であり、私たちの日常行動のほとんどは「することモード」になっている。

何かの問題が発生するなど、思い通りに行かないことが起きると、現実と理想のギャップにストレスを感じる。このとき、かつての経験から生まれた思考パターンに基づき、たとえば「やはり自分は何をやってもダメだ」と、自分ばかり責めてしまう。さらに、グルグルと同じことばかりを反すうし、自分のダメさへの確信は高まり、より一層落ち込んでいくといったことが起きる。

逆に、誰か他人や社会を責めるといったケースもある。もしくは、運が悪いと考える人もいるかもしれない。どう考えるのかは、人それぞれ異なるけれど、自分を責めるタイプはいつも自分を責め、他人を責めるタイプはいつでも他人を責めるパターンになりやすい。同じ思考行動パターン、同じ失敗を繰り返してしまうことが多い。これが「することモード」の罠である。

そんなときには、いったん冷静になって、客観的に物事を判断することが大切だ。そこで、役に立つのが「あることモード」である。このモードでは、評価や判断を手放すことで、あるがままに出来事を受け取るマインドフルネスの状態となる。

まずは判断を手放すことで、自身が置かれた状況を広い視野から観察することが可能となり、危機的な状態から抜け出すための方法を柔軟に選択できるようになる。現実の出来事と自分自身の間の距離を置くことで、冷静になれるといってもよい。

たとえば、自動車を運転しているときに、タイヤが窪みに落ちてしまったとしよう。このとき、アクセルをいくら噴かしても抜け出せない。それでも焦って噴かし続けるばかりでは、タイヤが破裂するのか、エンジンが焼きつくか、あるいは燃料切れになるだろう。これが「することモード」の行動パターンだ。

「あることモード」では、いったん車から降りて、現状を客観的に観察する。タイヤの下に何かを置くかもしれない。一人で抜け出すのが難しい場合は、助けを呼ぶといった判断もあるだろう。早く行かないといけないといった気持ちはいったん外に置き、冷静に状況を観察して、次の行動を判断する。心のゼロ点調整である。

闇雲にアクセルを噴かすなど、そんなバカな真似はしないと思うかもしれないけれど、失敗を認められずに突っ走ってしまうことはよくある。人間の脳は、いつも合理的、客観的に判断して行動できるような仕組みにはなっていない。

もしも合理的な判断のもとに自分の行動をコントロールできるとすれば、ギャンブルにのめり込むことなどない。これだけ投資をしたのだから、次は必ず勝つはずだと、根拠のない判断のもと、すっからかんになるまでつぎ込む人などいない。

羽目を外して大失敗もやらかさないし、カッとなってお得意先と喧嘩をすることもないだろう。「なんで、こんなことをやっちまったのか」と、しょげかえることもない。

私たちは、理性的に判断して、行動をしているわけではない。ただ習慣的に行動していることがとても多い。自分は理性的な人間だなんて、もしも思っているとすると、それがまさに妄想である。

「することモード」に振り回される心

「することモード」とは、目的に向かって思考や行動が連鎖する自動操縦の状態だ。日常生活では自動的に、むしろ何も考えないほうがうまく行くことも多い。習慣とは、考えずに行動できることだ。

朝、起きたらトイレに向かい、顔を洗い、タオルで顔を拭く。こうした動作をするとき、私たちはどのように顔を洗おうかと考えているわけではない。ほとんど無意識に顔を洗っている。「水を飲みたいなあ」と思って、冷蔵庫に向かって歩いて、扉を開けて、ペットボトルを取り出す。喉が渇いて水を飲もうと思った瞬間、すでにペットボトルを取り出すところまでがセッティングされた行動としてスタートしている。

コンビニに行こうと思ったときに、玄関で靴を履いて、ドアを開けて、鍵をかけるといった一連の行動は、無意識のなかで行われている。自転車に跨り、走り始める。こうした行動のなかで、コンビニに着いたら何を買おうかと考えているかもしれないし、帰ってから観るテレビ番組のことを思い浮かべているかもしれない、あるいは気になっている仕事のことを考えているのかもしれない。

いずれにしても、自転車のハンドル操作やペダルを踏むことに意識は向いてはいない。心が「今、ここ」になくても、他のどんなことを考えていたとしても、私たちはほぼ自動的にコンビニに行き着くことができる。この移動のための手段が歩くことでも、自転車でも、自動車であっても同じだ。そして、コンビニに行くことが目的であるなら、手段はできるだけ簡単かつ早い方がよいと考える。

そこで、もし道路工事をしていて遠回りをしなければならないとしたら、「どうして、こんなところで工事をやっているのだ」と、ストレスを感じるかもしれない。自分の行く手を阻まれたからだ。未来に起きることは分からない。常に何かしら予想とは異なることが起きる。行った先ではお目当てのアイスクリームが売り切れのこともある。これが私たちのストレスである。物事は思ったようには進まない。

お気に入りのアイスが売り切れていたからといって、深刻に悩むことはないだろう。しかし、道路工事のために車で遠回りをして、テレビの時間に合わないと焦っているときは、もしかすると子供が飛び出して来ても、そのことに気づきにくいかもしれない。私たちの注意の資源は限られているため、道路工事にいらだったり、時間を気にしているときには、運転そのものへの注意から意識がそれてしまう。

このとき、どれだけ注意がそれているのかは自分でも気づいていない。目的が明確になっているとき、その目的と関連する情報には注意は向くけれど、自分の関心から外れた情報にはまったく注意が向かないといったことが起きている。これがエネルギーを節約する「することモード」のデメリットである。

私たちの人生は、このようにコンビニに出かけて買い物をするのと同じなのかもしれない。仕事を素早くあげようと、パソコンに向かって集中しているときに声をかけられることもあれば、思ったように資料がそろわないこともあるだろう。

目的に向かって自動操縦になっている「することモード」では、予想外の出来事はすべて邪魔なことであり、ストレスの対象となる。そして、必ず予想外の出来事は起こり、限られた情報のなかであわてふためくのである。

「あることモード」で発揮される究極のストレス対策

マインドフルネス・トレーニングとは、ずばり「あることモード」にスイッチするための練習だ。「今、ここ」での出来事をあるがままに受け取る。より正確に言えば、一瞬過去の出来事をただ確認することだ。これは思い出す、想起すると言ってもいい。

たとえば、呼吸を観察するときには、空気が鼻の穴を通過したことを鼻先に感じる。流れる空気が体に触れたその一瞬後に、心はその刺激をキャッチし、吸っていたことに気づく。部屋の外で鳥が鳴いた。その空気の振動が鼓膜に伝わり、その一瞬後に鳴き声に気づく。時間の流れとともに、世界で生じている出来事にただ気づいているというのは、その出来事が生じた直後に、その情報をただキャッチしている状態であり、起こった出来事をそのまま一〇〇パーセント受容している状態となる。

この「あることモード」では、理想と現実のギャップは存在しない。すべてがそのままでOKな状態になっている。だから、ストレスも存在しない。すべてが完全であり、満たされた状態となる。「あることモード」とは、一瞬過去の状態に気づき続けているだけの状態であり、何もしない状態でもある。心は世界に開かれ、フラットな状態となっている。

歩くという行動を例にすれば、駅に向かって歩くという目的行動の場合は「することモード」である。ただ歩くために歩き、足の感触や重心の変化、空気の流れなどをただ感じているのが「あることモード」だ。ここではどこかに行くという目的はない。周囲と自分自身のなかで生じている出来事をただ受け取っているだけの状態であり、これが「歩行瞑想」となる。

「することモード」で歩いているとき、つまり駅に向かって急いで歩いていたり、あるいは歩くこととは別のことに考えを巡らせながら歩いているといった状態では、私たちの注意は地面の感触にも、周りに景色の変化にもほとんど気づかない。つまり、今ここにある情報には気づかない。注意の対象は、たとえば駅に着いた後の待ち合わせ場所など、未来の出来事に向いている。

私たちは未来に向かってしか行動できない。過去に向かう行動など、存在しない。そして、人は常に何かを得るために行動する。危険を避ける行動も、安全を得るための行動だ。自分自身、行動の意図を意識していようが、していまいが、通常は何らかの目的に向かって行動を起こし、自動操縦状態の「することモード」となっている。

環境に大きな変化もなく、通常通りの行動を続けても問題が起こらないことも多いだろう。しかし、確実な未来など存在しない。思い通りに行かないこと、予測不可能な出来事は必ず起こる。とくに、情報環境が急激に変化する現代では、むしろ予想外の出来事のほうが多くなっているのかもしれない。ここに理想と現実のギャップが生まれ、そのギャップを埋めるために、ストレスが生じる。

そこで、ふと我に返る瞬間がマインドフルネスの状態であり、「あることモード」である。「あれ？　変だな？」と、我に返った瞬間、周囲の出来事が見えてくる。そして、自動操縦では対処できない事態に気づいて、柔軟に方向転換ができればいい。しかし、心が何かに捉われ、物事に固執しているときには、方向転換が難しいことも多い。闇雲に自動操縦を続けることも珍しくはないわけだ。

マインドフルネスでは、自身のなかに生じた「思考」や「感情」、「行動」に気づくことがいちばんのポイントとなる。自分の行動目的に気づき、その目的をいったん手放すことで、見えてくることがある。特定のゴールに向かっているときには、見えなかった出来事が鮮やかに姿を現す。この全体視からこれまで気づかなかった可能性が「再結晶化」し、新たな道が開けてくる。

このようにマインドフルネスでは環境変化への適応能力そのものを高める。自由にならない自分自身の思考や感情、行動への気づきを促し、自身のコントロール力を高めていく究極のストレス対策となる。

コーピング・スキルを高めるマインドフルネス

ストレス対策といえば、まず出てくるのが「ストレス・コーピング」である。そもそもコーピングという言葉自体が「対処法」を意味するため、そのまんま「ストレス対処法」という意味となる。このコーピング・スキルにマインドフルネスの妙薬を加えることで、その効果は大きく高まる。まずは、コーピングそのものから説明しておこう。

このストレス・コーピング理論でもっともよく知られるのがアメリカの心理学者のリチャード・S・ラザルスである。ストレスに直面したときに、私たちがその課題をどのように評価・判断し、どのような対処をするのかを理論化した。

ラザルスによれば、まず「ストレスに対する評価」がストレスの影響に大きく関係する。ここでの評価とは、その問題が重要なのかどうか、その問題を解決できるのか。この二つがポイントとなる。重要な問題でなければストレスをあまり感じない。すぐに解決できるのなら、やはり大きな問題ではないわけだ。

たとえば、電車が事故か何かで止まった場合を想像してみよう。このときに、時間に余裕があれば、あまり気にしないかもしれない。「そのうち回復するだろう」と、あまりイライラせずに待つこともできるだろう。

しかし、重要な約束があって遅れるわけには行かないときには、「いったい何があったのか。いつ復旧するのか」と焦る。車内に流れる放送も要領を得ず、見通しが立たないことだけを告げてくる。コントロールできないことに、イライラが募ってくるだろう。重要かつ先が見えないことにストレスが高まるわけだ。

その出来事と自分との関係を「どう評価しているのか」が受けるストレスに大きく影響する。マインドフルネスは、この評価や判断をいったん手放すスキルであり、ストレス・

コーピングでの対処法の選択と密接に関係してくる。

ストレス評価の次に来る具体的な対処では、いつ、どこで、何を、どのように対処すればいいのかが問題だ。この対処法について、ラザルスは課題そのものを解決する「問題焦点型」と、気持ちの解決を図っていく「情動焦点型」の二つに大きく分類している。

問題焦点型では、たとえば解決のための方法を冷静に考えて計画を立てるといった方法をとる。自分で解決する道もあれば、専門家からのアドバイスを求めるといった対策もある。もう一つの情動焦点型には、たとえば気分転換のために、散歩に行く、何か運動をする、音楽を聴く、映画やテレビを観る、酒を飲んで忘れる、友達に愚痴を聞いてもらうといった方法がある。

このようにコーピング・スキルにはとてもたくさんの種類があるけれど、いちばん重要なのはどの対処法を選ぶのかだ。できるだけ有効性が高く、かつ実行可能な対策を選ぶことが大切である。

対処法がたくさんあることを知っているだけでも、気持ちの助けにはなるだろう。ただし、数が多いだけでは意味がない。より効果的な対策を選べることがコーピングではたいへん重要となる。この有効な対策を選択する点でもマインドフルネスが役に立つ。
つまり、ストレス・コーピングにとって最も重要となる「ストレス評価」と「対処スキルの選択」に対して、マインドフルネスはとても大きな効果を発揮する。

ストレス評価とマインドフルネス

いちばんよくあるケースとしては、とくにストレスを感じる必要もない出来事に対して、過剰に反応してしまうことだ。つまり、ストレスを過大に評価することがある。あたふたとしている人に対して、「ちょっと冷静になろうよ」と言うことがある。これが過大評価のケースだ。

人間関係では、上司が不機嫌な顔をしている、友人からメールの返事がこないといった場合に、自分に何か落ち度があったのではないかと根拠もなく心配したり、場合によっては落ち込むことがある。

そして、気持ちがネガティブな方向に振れるほど、より悪くなる可能性を考えてしまい、さらにネガティブに物事を捉えるといった悪循環にも陥る。こんなときには、いったん評価や判断を「棚上げ」して、冷静さを取り戻すことが必要だ。まさにマインドフルネスの知慧だ。

また、自分には責任のないことに対してストレスを感じる、自己責任であるかのように考えて落ち込むといったこともよく起こる。

たとえば、クレームの電話対応は誰でもイヤなものだ。冷静になれば、そのクレームが自分への評価ではないと分かることでも、まるで自分が叱られているかのように感じたり、相手の発言にストレスを覚える。

とくにクレームの対応者の場合は、個人が責められているわけではなく、ただその役割を担っているだけのことだ。落ち込む必要などまったくなく、自分とは無関係な出来事に対して、自己評価と関連づけ、そのことに気づかないままストレスを受けていることが多い。

私たちは自動的に相手の感情に共感したり、反発を覚えたりする。しかし、クレーム対処でそのまま反応していては身が持たない。

このような場合には、まずは自動的に反応している自分を観察する。そして、意識的に気持ちを切り離す、つまり関係性を切り離すことで冷静になることが必要だ。ここまでは頭の理解だが、分かってはいても感情は思うにままならない。ここで、マインドフルネスのトレーニングが役に立つ。

マインドフルネスの根幹は注意のトレーニングであり、ネガティブな方にばかり注意が向いていると気づいたときには、ポジティブな面に注意を向ける。もちろん逆もあり、ポジティブな面ばかりに気持ちが向いていると危険な場合もある。

自分がストレスをどのように評価・判断しているのかが重要であるとラザルスは述べているが、この「ストレス評価」にマインドフルネスがとても効果を発揮する。

それは脅威なのか、挑戦なのか？

私たちがもっともストレスを感じる出来事は、重要かつ緊急事態に直面した場合だ。さらに、その対処法が分からないときには、たいへん大きな「脅威」を感じる。

しかし、ピンチはチャンスにもなり得る。解決すべき課題が分かっているということは、成長の可能性が大きいとも言えるだろう。欠点の多さは視点を変えれば、伸びしろの多さとなる。同じ出来事に対しても、それを「脅威」と感じるのか、「挑戦」だと捉えるのか、その評価次第でストレスは大きく変わってくる。

たとえば、これまで経験したことのない仕事を任される、とても困難な売り上げ目標を課せられるといったこともある。そのときに「自分ではムリだ」と考えると、その出来事を「脅威」と評価し、私たちはうまくいかなかった状態をあれこれと想像し、不安はどんどん高まる。現実に起こってもいない未来を想像し、心臓はバクバクとなり、血圧も血糖値も高まっていく。冷静に考えられない。

一方、これは新たな「挑戦」だと評価し、自分の力を試す、あるいは伸ばすチャンスであると考えると、ストレスは少なくなる。頭のなかで、うまく成功し、周囲から拍手喝さいを浴びている姿を想像するかもしれない。

勇気がもりもり湧いてくる。将来を心配するよりも、課題に注意を集中し、多少の困難はものともせず、突き進んで、見事に達成できる可能性が高まる。

ある出来事を「脅威」と評価するのか、「挑戦」と評価するのかは、課題の大きさや自信とも関係するが、ここでは「自動思考」が大きく影響してくる。ネガティブに考えやすい、ポジティブに考えやすいといった「心の生活習慣」がここにある。

一般には、ポジティブ思考がよいと言われるけれど、マインドフルネスでは、どちらも偏っていると考える。まずは、判断や評価を手放して、フラット（中庸）な状態をつくる。自動的に浮かんだ感情そのままの影響を受けるのではなく、「自分はどう考えているのか」ということに気づく。

「それは本当に脅威なの?」「現実に起こっているわけではない」「それが現実となる根拠はあるの?」「もし失敗したとして、それは本当に大きな脅威になるの?」と問いかけ、現実をリアルに評価する。そして、本当に「脅威」であるなら、不安に苛まれてあれこれ想像を巡らすよりも、誰か他の人の助けを求めることも含め、具体的な対策を選択し、実行することが必要となる。これがマインドフルネスの知慧だ。

効果的な対処スキルを選択する

ストレスとなる出来事への対処のポイントは、有効性があり、実行可能な対策を実行することである。先述したように、ラザルスはコーピング・スキルを問題焦点型と情動焦点型に分類し、ストレス課題に適した対処法を選ぶことの重要性を説いた。

通常は問題を冷静に分析し、冷静に対処する「問題焦点型」のほうがよいと考えるだろう。しかし、ストレスを受けたときには冷静になれないから困るのだ。その結果、どんなストレス課題に対しても、人は同じストレス対処法を選ぶことが多い。

私たちはつい手馴れたストレス対処をしがちで、状況に応じた対処ができないことがある。「あー、むしゃくしゃするな！」と、思ったときの行動パターンが決まっていることが多いのだ。

ある人は「いつもお酒に手がでる」、別の人は「買い物に行っちゃう」、あるいは「友人に電話で愚痴をいう」といったように、それぞれ自分のお決まりのパターンにはまりやすい。そして、こうした傾向が強い場合には、たとえば、アルコール依存やギャンブル依存等、ストレス対策が依存症となるリスクも高まってくる。

手馴れた方法はもちろん実行しやすく、一定の効果も体験済みだ。しかしそれが有効かどうかはまったく別の問題である。たとえば、済んでしまった失敗やミスの場合、あるいはどうにもできない人間関係といった場合は、愚痴を言ったり、何かの気分転換でもよいかもしれない。

しかし、目の前に解決すべき現実的な課題があるのに、「お酒で忘れる」といった対処を選ぶと、その問題は一層こじれるだろう。

ストレスが大きくなるほど、私たちは混乱し、頭のなかで考えたり想像したりすることと、実際に起こることが乖離していく。それがさらにストレスを増幅させ、冷静な対処ができず、いつものパターンに陥ってしまうのだ。人は同じ失敗を繰り返しやすい。

そんなときに、「今、ここ」での出来事を冷静に観察するマインドフルネスが必要となる。そのうえで、より効果的な対策を選択できるのかどうか。ここにマインドフルネスは大きな効果を発揮する。

まずは、現状を客観的に観察する「あることモード」へスイッチする。ここでは最初から答えを求めない。性急に答えを求める気持ちが強いと、従来の解決策にしか行き着かない。周りが見えなくなるわけだ。だから、いったんは判断や評価を手放す。この訓練を瞑想を通じて行う。

次に、もしどうしても焦る気持ちから離れられないときには（そのことに自分で気づく必要があるけれど）、いったんは散歩に出るなどの気分転換をしてもよい。つまり、情動焦点型のストレス対処を行って気持ちを落ち着けてから、問題焦点型の解決策に移ればいい。あるいは、人間関係のイライラといった場合には、情動焦点型で気分転換さえすれば、下手に問題をほじくり返すよりも解決しやすい場合も多い。

効果的な対処スキルを選択するポイントは、いったんは解決したい気持ちを手放すことで、脳をクールダウンする。その冷静な頭で、本当に大切にしたいことは何か、どの対策を選べば、有効かつ実現可能なのかを検討し、実行する。すぐさま問題のすべてを解決できないような大きな問題の場合は、解決に向けて、課題を小分けにしてもよいだろう。

解決志向でストレスに対処する

何か不都合な出来事やアクシデントが起きたとき、私たちはとかく原因を追求しがちだ。「どうして、こんなことになったのか？」「誰が悪いんだ」と、責める相手を探す。

問題やトラブルの発生に対して、その原因を究明することが大切な場合は多い。再発防止のためにも原因究明は必要だ。しかし、ここで悪者探しに明け暮れると、問題が解決しないばかりか、ストレスが高まったり、互いの人間関係が悪化し、より問題が深刻化してしまうことが多い。

そんなときに、原因はさておき、どうすれば解決できるのかに着目するのが解決志向の考え方である。この解決志向を実践するにも、マインドフルネスが役に立つ。


原因志向ではストレス感情に注意が向く。たとえば「毎日が忙しい」といった状況のとき、「どうしてこんなに忙しいのだろう」と考えて、その原因に注意が向かう。忙しくなった原因は何なのかを考えると、会社が悪い、上司や同僚が悪い、あるいは手伝ってくれないパートナーが悪い……、となる。ここでストレスの原因は「敵」として認識されると、私たちはそこに「脅威」を感じる。この「脅威」に対して怒りや恐怖といったネガティブ感情が生じて、脳のなかではノルアドレナリンが分泌され、体は敵と戦うか、逃げるかの準備を始める。

もう一方の解決志向では、自分が「どのような状態を求めているのか」を意識し、その点に注意を集中する。たとえば、「もっと創造的な仕事をしたい」といったことになるだろう。

ここでは、自分がなりたい理想の未来像を描く。理想の状態というのは、動物的にいえば「獲物を手にいれること」であり、「挑戦」だ。脳のなかで報酬系の快感物質であるドーパミンが分泌され、気持ちは前向きになり、解決に向けてのエネルギーが湧き上がる。

原因に着目するのか、解決策に着目するのかで、脳のなかではまったく逆の反応が起きている。問題が起きたとき、さて自分は原因と解決策のどちらに着目しているのか、「今、ここ」ではどちらに着目したほうが適切なのかを知るのがマインドフルネスだ。

一般的なストレス対策では、解決志向を推奨する。これは問題の種類に関わらず、私たちは概ね原因に注目しやすい性質があり、現実的な解決策に行き着かないことが多いからだ。実際には、原因志向にもたくさんのメリットがある。解決志向と原因志向、このどちらにもメリットとデメリットが存在する。

しかし、私たちの多くは、解決志向か原因志向のどちらかを自動的に選択するため、問題をより深刻にすることも少なくない。どちらを選択したほうがよいのかは、問題の種類によって異なるのが正解である。

原因志向か解決志向かのどちらを選ぶのかの判断の目安のひとつは、「脅威」を避けることを優先するのか、獲得する「挑戦」を優先するのかで決めるのがいちばん簡単な方法である。

たとえば、事故を避けたい場合、不正を防止したいといった「脅威」への対処では原因をチェックする。逆に、売り上げを伸ばしたい、周囲の人とうまくやっていきたいといった「挑戦」の場合には解決志向の方が効果は高い。

商品が売れない原因を考えるよりも、どうしたら売れるのかを考える解決志向が向いている。周囲の人と仲良くするには、周りの人のよい点に着目し、協力しあう解決志向が有効だ。相手が喜んだり、互いに力を発揮できる方法を考えることが効果的であり、ダメな点に着目すれば人間関係は破綻する。

ストレス・コーピングでは、対処法をできるだけたくさんもつことが推奨される。たくさんの対策リストから、すぐにできそうなものを選ぶ。まずは効果よりも、実行可能性を優先して、何か一つだけ実行する方法が多い。

こうした選択を行う場合に、いったん起きている出来事を冷静に観察する。固定観念を外す、選択枝の幅を広げてから、効果的な方法を選んで実行するのが有効だ。とくに、自分が何かを得たいのか（挑戦）、それともリスクを避けたいのか（脅威）を間違えないことだ。

自分が求めている状態を知ることがいちばん大切であり、ここにマインドフルネスが活躍する。

8章

コミュニケーション・スキルを高める

マインドフル・コミュニケーションとは

人それぞれ、考え方や好み、意見が異なり、相手とかみ合わないことがある。そんなとき、自分の気持ちを抑えるかもしれない。

相手からの意に添わない発言や合意を得られないことに、不満や怒りを感じることもあれば、悲しい気持ちになることもあるだろう。自分が期待したように相手が応えてくれることはむしろ少なく、ときには自分を否定されるような発言に困惑することもある。場合によっては、恐怖すら感じるかもしれない。

そんなとき、あなたはどのような反応をしているのだろうか。例えば相手が職場の上司やお得意先の場合は、不満があっても仕方なく頷くかもしれない。たとえ言葉のパンチが繰り出されても、すぐさま応戦はしないだろう。とりあえず、黙って話を聞く。場合によっては不本意ながら謝罪することもあるだろう。しかし、心の内にやりきれない不満が残ってしまうかもしれない。

逆に、部下からの発言の場合は、相手の考えをすぐさま否定するかもしれない。パートナーの場合、親や兄弟、子どもの場合はどうだろうか。それぞれ反応の仕方は異なるはずだ。

自分が安全な場所にいると思うほど、気を許しているほど、反射的な対応となる可能性が高くなるだろう。そのため、近しい関係にあるほど、本音がそのまま出やすく、対立も起きやすい。

安全な場所にいるというのは、要は応戦してもすぐには危険が及ばないということだ。相手への信頼があるといってもいい。また、相手の力が弱い場合もあるだろう。たとえ、反撃されたとしても影響力は少ない、決裂しても大きな被害が出ないなど、いろいろな理由があるだろう。

こうしたことを私たちは瞬時に判断している。相手とのこれまでの付き合い方、力関係や信頼関係、距離感を自動的に判断し、いつものパターンで概ね自動的に反応する。

そのため、コミュニケーションの問題は気を許している職場や家庭のなかで起きやすい。職場でのいちばんのストレスは人間関係である。

では、どうすればいいのか。コミュニケーション・スキルには、「話の聞き方」に始まり、「ほめ方・叱り方」、「怒りへの対処」、「相手を尊重する言葉の伝え方」など、様々な方法がある。しかし、これらのスキルを知ってはいても、なかなか実行できないことが多いのではないだろうか。

その解決策の一つがマインドフル・コミュニケーションである。マインドフルネスそのものは「客観的かつ冷静に気づくこと」である。この「気づき」の力、つまりは自分や相手の心の状態への気づきをコミュニケーション・スキルに活用する。マインドフルネスの妙薬を加えることで、通常のコミュニケーション・スキルの効果はぐんと高まるのだ。そのポイントを紹介する。

マインドフルに話を聴くこと

コミュニケーションのいちばんのポイントは相手の話に耳を傾けることだ。相手の言葉に、すぐさま反論したり、同意する、あるいは無視したりすることなく、相手の言葉のままに受け取っていく。基本となるのは「うなづき」と、相手の言葉の「繰り返し」である。いちばんシンプルな受け方は「そうなんだね」という言葉だ。この応答は相手に同意しているわけではない。相手の言葉に耳を傾けているということだ。ここまでが一般によく言われる「傾聴」である。

このときの聴く態度をさらに高めるのがマインドフル・リスニングである。マインドフルネスでは、自分の思考や感情に評価や判断を加えず、あるがままに観察する「あることモード」のトレーニングを行う。この態度で相手の話を受け取っていくのが、本来の「聴く」ということだろう。

話を聞くときに、もしかすると「私に何か頼もうとしているのかな」とか、「それって、ウソじゃないの」、「また、言い訳をしたいのかな」など、様々な推測や憶測が心の中で始まる。聞くだけではなく、常に評価している。あるいは、聞いていない。

とくに、相手と対立している場合には、話を聞く態度にはなりにくく、相手の言葉のなかに問題点や矛盾点を見出すことに注意が集中し、それがつい口に出てしまうのだ。となれば、対立はより悪化し、相手をへこますか、自分が負けるのかのどちらかへ進んでいく。

マインドフル・リスニングでは、相手の発言をただ言った事実として、そのまま受け止める。相手の発言の意図を先回りして言い返したり、その場で相手の意見が正しいとか、間違っていると決めつけたりしない。

もちろん聞いている途中では、自分の心のなかで、上記のような憶測は浮かぶものだ。それはそれとして、いったん棚上げして、まずは相手の言葉を「そういうことなんだね」と、ただ受け止める状態で話を聞く。

自身の気持ちが高ぶっているときには、そんなふうにとても聞けないこともある。気持ちを落ち着けて対応しようと思っていたのに、いざ相手を前にしたら、高ぶってしまうこともあるだろう。相手の言葉につい反応してしまうことも多い。

そんなときには、呼吸瞑想、あるいは歩行瞑想のコツを使って、自分自身の体の感覚をモニターしながら相手の話を聞く。「今、ここ」での体感を意識することで「あることモード」にスイッチしやすく、気持ちが落ち着き、相手の表情や発言、感情の動きがより受け止めやすくなる。

相手は自分のことをより理解されていると感じ、相手の心の緊張も緩みやすくなるだろう。相手の言葉をただ受けとることで、相手は自分の本音を言いやすくなり、相互理解が深まっていく。現実の思いがより明確になっていく。マインドフルに話を聞くだけで対立が自然消滅することも珍しくはない。相手は、言いたいことを伝えられたと実感できて、スッキリすることも多い。

会話の目的に気づくこと

しかし、話を聞くだけで問題が解決するとは限らない。現実には「そうなんだね」と応えるだけでは終わらないことは多い。人それぞれ異なる意見があるなか、どのようにこちらの意図を伝えていくのか。どのようにすれば合意が得られやすいのだろうか。それが次のテーマだ。

最初のポイントは、人それぞれ意見は異なり、同意できないことが起きるのは当然のことだと思うことが大切だ。たとえば、「意見は必ず一致するべきだ」と考えていると、対立は起きやすい。自分が折れるか、相手が折れるのかのどちらかとなり、会話は勝ち負けとなる。

この「べき思考」を「できれば意見が一致するほうが望ましい」と考えることもできる。すると、「一致しない場合もあっても仕方がない」という気持ちになり、ストレス感情に変化が起きてくる。一致しないまま、互いに尊重しあうこともできるかもしれない。

さらに「意見を一致させることはたいへん難しい。一致するのは最高に素晴らしいことだ」と考えると、一致しなくてもストレスは感じない。仮に一致したときには、とても大きな喜びが得られる。

「意見が一致しない」という現象は同じでも、どのような状態を前提としているのかによって、感じるストレスは大きく変化する。「一致しないのは当然のことだ」と考えておいたほうが、対立関係が生じにくく、結果的には合意に至りやすい。それぞれの思いと現実では、ときには逆のことが起きる。

ここまでは基本的には、認知行動療法で言われることだ。考え方を変えれば、感情は変化し、ストレスも相手との関係性にも変化が起きる。

ところが、誰かと会話をしているときに「自分はどんなことを前提としているのか」、「相手に何を期待しているのか」について、自分自身ですら気づいていないことが多い。たとえば、「部下は上司の命令に従うべきだ」といった思考の枠組みをもっていたとしても、そのことに自分では気づかずに、部下の反論に腹を立てるといったことが起きる。ここにマインドフルネスの妙薬を加える。

相手の言葉にすぐさま反論する場合、また相手が自分の言葉に反射的に反応していると思っていると、その前提となる思考の枠組みから自動的に反応していると思ってほぼ間違いない。

つまり、期待するゴール（結論）がすでに決まっている「することモード」の会話となっている。この場合、互いに自分の結論に固執した会話となるため、いくら議論をしても、互いに相手の話には耳をかさず、水掛け論に終始する。結果、どちらか一方が屈服するのか、もの分かれとなる。

こうした状況を抜け出すには、二つの方法がある。一つは、自分自身が相手に何を期待しているのかに気づくことである。誰かと会話するとき、相手に対して必ず何らかの期待をもっている。しかし、その期待の内容については、意外に気づいていないことが多い。そんなときには、「あることモード」にスイッチして、自分の心の状態を観察する。

そして、自分が相手に期待していることに気づくことができれば、次にその期待が適切なのかどうかを検討する。その期待に相手は応えることができるのか、さらに相手はその期待に気付いているのかどうかを知ることが重要となる。

もし、その期待が適切なものでなければ、期待するのをやめることができるだろう。相手がその期待に応える能力がないとすれば、期待の内容を変化させることもできる。また、正しく伝わっていないとすれば、正しく伝えることが必要となる。

これだけのことを相手との会話のなかで実行するのは難しいと思う人がほとんどだろう。確かに、こうした方法を知ってはいても、すぐに実現できるわけではない。

まずは、自分の対立しやすいパターンを知る。そのときの状態をイメージしながら、自分の心の動きを観察し、「自分が期待していること」は何であるのかに気づく。次に、その期待をいったん保留し、できれば理想的な対応方法までイメージする。このトレーニングを瞑想のなかで繰り返す。そして現実のなかでも何度か、保留する練習をすることで、脳のなかに「あることモード」へスイッチする神経回路を育てる。

もう一つの方法は、相手からの自分への期待にアプローチする。自分だけではなく、相手が自動操縦の状態では、互いのミスマッチは決して解消しない。

そこで、先ほどのマインドフル・リスニングにチェンジし、逆に相手が自分に何を期待しているのかを明確にする。最初は、聞くことに集中することで、少しずつ相手の気持ちも和らいでくる。

そのなかで、「どんなことを期待していますか」と質問してもいいし、「私が、○○をすることを期待していたのですか」と確認するのもよい。すると、相手の期待を知らない場合は、「それには気づきませんでした」と答えることもできる。その期待に応えられる状況ではない場合には、代替案を示すこともできるだろう。

「ちょっとまずそう」と思ったときは「あることモード」にスイッチして、互いのミスマッチを明確にすることで、共通点と解決策を見出す。このことですべての対立を解消できるわけではないが、解決につながる可能性が高まる。

「あることモード」にスイッチ

会話のなかでは、感情の「トルネード現象」に注意することも大切だ。人間の感情には、ネガティブな感情が生じたときに、過去のネガティブな体験がどんどん思い出され、そのネガティブ感情が連鎖するなかで、さらにネガティブ感情が高まっていく。そんな経験はないだろうか。

たとえば、パートナーと喧嘩をして、相手を否定的に見れば、過去の否定的な側面ばかりがどんどん思い出されてくる。「あのときも、そうだった」「いつも、あの人は……」と断定的に考えてしまう。そして、否定的な感情は竜巻（トルネード）のように膨れ上がっていく。

逆に、誰かを好きになると、その人の肯定的な面ばかりが見えてくる。だから、坊主憎けりゃ袈裟まで憎くもなり、アバタもエクボとなる。喧嘩したときには、相手の悪いことばかりが思い出され、悪いことばかりに注目し、相手をどんどん責めてしまう。

そのため対人関係のなかで、意見の対立から否定的な側面が強調されはじめると、どんどんと相手の嫌なところばかりがトルネードのように大きく成長する。つまり、ネガティブな評価や判断が他のネガティブな過去の情報をどんどん吸い込み、対立はさらに大きな竜巻となって、人間関係を破戒していくのである。

この感情のトルネード現象が起きているときは、いわば心が自動操縦状態になっている。攻撃することが目的の「することモード」となり、通常ではこの状態からなかなか抜け出せない。

そこで、心のスイッチを「あることモード」に切り替え、評価や判断をいったん保留することで、事態を冷静に判断する。

相手のダメなところに注目するとき、相手はダメな人となり、相手のよい点に注目するとき、相手はよい人となる。感情が暴走しはじめたと気づいたときには、そこでいったん呼吸や体の感覚を意識することで、「あることモード」にスイッチする。

対立シーンでは互いに異なること、ダメなところにばかり注意が向いている。その状態をいったん保留し、逆に共通しているところに注意を向け直す。

人それぞれ異なる点が多いのは当然のことだが、共通する点もまた多い。要はどちらに自分の注意が向いているのかだけの違いと言えるだろう。相手の好きなところに注意が向けば好きな人、嫌いなところに注意が向けば嫌いな人となる。

どうしても相容れない場合もあるかもしれないが、多くの場合はそう極端なわけでもない。どんなに対立しているかに見えようとも、冷静かつ客観的にさえなれれば、私たちは共通する要素を見つけ出すことができる。

そのために、好き嫌いといったそのときの感情からいったん「心の距離」をおく。自分のマインドを「あることモード」にスイッチする。

同じ会社、同じ部署でも、意見の対立はしばしば発生する。しかし、ほとんどの場合は手段が異なるだけで、目的は共通しているのではないだろうか。売り上げを伸ばしたいという目的は同じでも、その方法が異なっているだけのこと、富士山に登る目的は同じでも、その登山ルートについての意見が異なるだけのことが多い。

そこで共通点に注意が向きさえすれば、同じ仲間であり、対立していることにメリットなどないことにも気づくだろう。対立したまま、どちらの道にも進まなければ、いつまでたっても誰も頂上に行き着かない。これでは、単なる意地の張り合いで、双方が自滅するだけのことだ。対立するよりも、どちらかの道を協力しながら進むほうがいいし、第三の道を選択する方法もあるかもしれない。

そのために互いに共通する目的に着目し、その達成のために何ができるのかに注意を向けていく。問題点のあぶり出しに終始するのではなく、解決策に焦点化し、そのためにできることを一緒になって探す。

これは7章でも述べた解決志向の考え方だ。相手の問題点に焦点化するより、解決志向へ視点をチェンジすることが有効になる。

相手に向かって突進している状態では、いきなり方向転換をしたり、バックギアに入れたりするのは難しい。そこで、いったんブレーキを踏んで止まる。「あることモード」へスイッチし、互いに求めている大切なことが何であるのかを知ることで、共通する目的を確認できるだろう。

対話のミスマッチに気をつける

対話におけるミスマッチには、①事実関係のミスマッチ、②感情のミスマッチ、③価値観のミスマッチの三つがあることが多い。

たとえば、単に伝え忘れただけのことを、「悪意で伝えなかった」と受け取ってしまうのは事実関係のミスマッチだ。

そこから、「悲しみ」や「怒り」が生じて、なぜ相手が悲しんでいるのか、怒っているのかが分からないという感情のミスマッチに発展する。さらには、モラルやルール、価値観の問題にまで発展してしまうことがある。そうなると、出来事そのものではなく、相手の人間性にまで問題は深刻化する。

人間関係のコツの一つは、起きている出来事を「人の問題でなく、行動の問題だ」と捉えることだ。相手の人間性や能力など、人そのものが問題だと考えると解決は俄然、難しくなる。人そのものを変えることは難しいからだ。しかし、行動なら変えやすい。そして、この行動のミスマッチは事実関係のミスマッチから生じていることも多い。

事実関係のミスマッチだと互いに確認できれば、その間違いを訂正するだけで終わることが多い。しかし、感情面での応戦へと発展し、ことが人間性にまで至ると、戦いは泥沼化する。互いの不信感を解消するのが難しくなってしまう。

前述のように「悪意をもって伝えなかった」という解釈では、「人の問題」となり、「どうして、言ってくれなかったの?」といった相手への批判を込めた言葉から会話が始まるだろう。ここで、「あー、ごめん。忘れていたよ」と謝って、単なる行動の問題であり、事実関係のミスマッチが解消されれば問題はない。

しかし、「いつも、ごまかすでしょ!」と、「人の問題」として相手を責めると、事態は感情のミスマッチへと進む。

そのあげく「あなたには、誠意がない。私をバカにしている」といった言動に発展することもある。さらには、ことの発端となった出来事以外に、他の不満のもとになっている事例が次々に飛び出し、互いに激しく言い争うことにもなる。

ここまで来ると、もはや相手を否定し撃退することが目的で会話が進むので、その後は決裂へと一気に進む。相手に応戦すればするほど、必ず泥沼化していく。事実関係のミスマッチから感情のミスマッチへ、さらには価値観のミスマッチへとエスカレートしていくのを止められない。

本来、人は誰かと争いたいなどとは思っていない。誰しも、周囲の人たちと仲良くしたいと願っているし、互いに尊重しあうことを求めている。しかし、そうならないのはどうしてなのか。その一つの理由は、相手から尊重されていないと感じるからだ。要は尊重されたいのだ。

先述の会話では、「いつも、ごまかすでしょ！」という発言が出ている。そう言われると、「もしかすると、ごまかすこともあるかもしれない」という不安がよぎる一方、「いつもではないし、今回は決してそうではない」という気持ちが湧いてきて、信頼されていないことへの悲しみ（一次感情）が生じる。

この悲しみから「そこまで非難するとは何事だ」といった怒りの感情（二次感情）が生じ、「ごまかすって、どういうことだ！」と、思わず大声で反論してしまう。そこに、さらに反論が繰り返されていくというゲームが展開される。

自分を主語とする「Ｉメッセージ」の効果

こんなシーンでの対策として、「Ｉメッセージ」を使えればよいのかもしれない。アドラー心理学から広まったコミュニケーション方法でとても人気が高い。この「Ｉメッセージ」はアサーション・トレーニングの代表的なスキルでもある。

アサーションというのは「自分も相手も尊重した表現」のことを言う。先ほどの例のように、相手を攻撃したり、否定する表現のことを「アグレッシブ」といい、逆に自分の言いたいことが言えない場合は「ノン・アサーティブ」という。

互いの意見が対立しているときには、言いたいことを我慢してしまう「ノン・アサーティブ」となるか、相手を否定する「アグレッシブ」のどちらかになりやすい。とくに相手を否定するときは、相手を主語にした「Ｙｏｕメッセージ」となる。

そこで、自分の気持ちも相手の気持ちも尊重しながら、言いたいことを伝える手法が

「アサーション」であり、その代表的なスキルが「Ｉメッセージ」である。「Ｉメッセージ」では、自分（Ｉ）を主語に自分の気持ちを相手に伝える。

自分の言いたいことをなかなか伝えられない場合も、自分を主語に自身の感情を伝える練習をすることで、うまく表現できるようになる。アグレッシブになる場合にも、「Ｉメッセージ」を使うことで、相手を尊重した表現になる。つまり、言えないときにも、言い過ぎるときにも活用できる表現方法が「Ｉメッセージ」である。

さて、「いつも、ごまかすでしょ！」というアグレッシブな表現では、「あなたは」という主語が表には出ていないが、相手の行動を「ごまかす」と断定し、非難している。これは相手を評価・判断している表現となる。

このケースのように、事実と異なる攻撃を受けたと感じたときには、相手をより強く否定する発言になるだろう。そうなると会話は泥沼化する。

例えば、「(あなたは) そんなに僕のことが信頼できないんだ」と、相手の言動を責める「Ｙｏｕメッセージ」で言い返した場合は、相手から「(あなたが) いかに信頼できないか」の根拠が次々に出てくる。さらに戦いが続く。アグレッシブな表現には、通常はアグレッシブで戻ってくる。

そこで、「Iメッセージ」を使う。相手からの強い言葉に対して、否定も肯定もしない。相手の発言のまま、その発言のまま事実として受け取り、自分のなかに生じた素直な気持ち（一次感情）を、自分（I）を主語にそのまま伝える。実際の出来事そのものに対する、自分の素直な気持ちを表現する方法である。

たとえば、「僕がいつもごまかすと思っているんだ。すごく悲しい」という表現となる。この場合は、相手を攻撃する言葉にはなっていないので、自分の気持ちを伝えるのが苦手な人でも言いやすい。

この「僕がいつもごまかすと思っているんだ」という言葉は、相手の発言を言い換えただけである。これだけで相手は自分が不適切な言葉を発言していたと気づくこともある。相手は自分の言葉を反復されることで、「いつも、そうではないかもしれない……」との思いがよぎる。

この後に「(僕は）すごく悲しい」と、自分を主語にした言葉で自分の気持ちを素直に伝える。これは自分の感情を伝えているので、相手は否定することができない。また、相手にダメージを与えたことについて、「言いすぎたかもしれない」という、反省に近い感情が相手に起きやすいだろう。

実際に相手から「言いすぎてしまったかもしれない」と返事が返ってくると、互いの感情のミスマッチは解消され、和解へと進むだろう。ほんのわずかな言葉の違いが、大きな結末の差を生じる。

自分の気持ちを伝える「Iメッセージ」を活用する

とは言え、この「Iメッセージ」による応答をすぐさまできるのかといえば、実はかなり難しい。「Iメッセージ」の効果については、多くの書籍でも紹介されている。私自身、セミナーで紹介することも多い。しかし、知識として知ってはいても、多くの場合は使えるまでには至らない。

あまたのノウハウ書に書かれていることも、現実にほとんど役に立たないケースが多い。実行できないのだ。こんなことを書くと叱られるかもしれないが、私自身セミナーで「Iメッセージ」の説明を分かりやすく伝えるのはかなり得意だ。コツもよく分かっているし、聞いている皆さんも概ね腑に落ちている。

しかし、ほとんどの人が実行できないこともよく知っている。これでは、ノウハウを提供することにはならない。

この原因は単純だ。会話のほとんどを私たちは自動操縦で行っているのである。だから、知識として知ってはいても、実際の現場に出くわしたときには、概ね「いつもの反応」を繰り返してしまう。相手から発せられた非難の言葉に対して、怒りの感情が自動的に立ち上がる。その結果、アグレッシブに対しては、アグレッシブな反応をするという従来のパターンが繰り返されてしまう。

今度は冷静になって、「Iメッセージで対応しよう」と思っても、その場では感情が高ぶっている自動操縦状態のため、使うことができないのだ。そこで、自動操縦から離れるためのマインドフルネスが必要となる。今ここでの出来事や自分の気持ちをあるがままに観察する「あることモード」にスイッチする。

「Iメッセージ」のポイントは二つある。まずは「自分の素直な気持ちを知ること」だ。次に、「自分を主語にその気持ちを伝える」と完了する。ただ、これだけのことだが、自分の素直な気持ちに気づかないことが多い。気づかないと、使えるはずがない。

たとえば、待ち合わせの場所に相手が遅刻してやってきたとき、何も言わずに不機嫌となるノン・アサーティブか、相手を攻撃するアグレッシブな表現のどちらかになりやすい。「どうして、約束通りに来ないのだ。待たせるなんて失礼だ」と「Ｙｏｕメッセージ」を使ったアグレッシブな表現では、「そこまで言うことはないだろう」と、相手は気分を害することになる。

では、「Ｉメッセージ」ではどう言えばいいのだろう。自分の素直な気持ちとは、どういった気持ちなのだろうか。

約束の時間を過ぎても、待ち合わせ場所に相手が来ないとき、通常は「どうしたのだろうか？」と、不安に思うだろう。「もしかすると待ち合わせの場所や時間を間違えたのか」、「事故にでもあったのではないか」と、心配になるだろう。

相手が来ないという不安のなかで、ストレスがたまっていく。いろんな悪い想像が頭をよぎりはじめる。そうなると、思考は直線的になりやすく、さらに不安は増幅する。どんどん悪いほうに考えはじめて、焦りも出てくる。

そこに「遅れて、ごめん……」と平気な顔で相手が現れるから、怒りの言葉が飛び出すのだ。あるいは、怒りの言葉を押し殺して、黙ってしまう。

「Iメッセージ」では、自分の素直な気持ちを表現するという。これは「相手が来ない」という出来事に対する素直な気持ちのことを意味する。つまり、相手が現れる直前までの感情だ。

この相手が来るまでの自分の気持ちは不安や心配といったことが多いだろう。この自分の気持ちをそのまま素直に伝えると、「なかなか来なかったので、（私は）すごく心配したよ」という表現になる。こう言われると、相手も素直に「悪かった」と思うだろう。

しかし、まだそう簡単には言えない。なぜか。このシーンをできるだけリアルに想像してみて欲しい。相手が来なくて不安な感情になっているとき、心配しているときには、その自覚がないことが多い。いろいろな想像が頭をめぐり、気持ちが落ち着かない。「約束を守ってもらえないのではないか」「自分は尊重されていないのではないか」といった、悲しみの感情が生まれることもある。

そこに相手がやって来る。その途端に安堵の気持ちが生まれ、もう先ほどまでの不安や心配は消えている。その瞬間、不安や心配、悲しみの感情が怒りへ変化し、怒りからの言葉が飛び出す。

こうした自分の気持ちの動きに、気づくことが「Ｉメッセージ」を使うカギとなる。「Ｉメッセージ」の公式は、「現実の出来事」＋「その出来事に対する自分への影響、または受けた感情」を素直な気持ちで表現することだ。一般的にそう説明されている。

この「素直な気持ち」というのがいちばんのクセものだ。いつの、どの時点での素直な気持ちなのか。

課題となるのは、「相手が約束の時間に来ないこと」である。だから、「やってくる直前の気持ち」が素直な気持ちなのだ。通常では、自分の素直な気持ちそのものには気づかず、咄嗟のときには、怒りの感情がそのまま出てしまう。なので、公式を知ってはいても、使えるようになるのは難しい。「Ｉメッセージ」を実際に使うには、たくさんのハードルがあるのだ。

ここにマインドフルネスが威力を発揮する。ストレスが高まったときには思考がぐるぐると回転しはじめる。そんなときに「あることモード」へ自分の注意の方向をスイッチし、自分の感情の動きを観察する。マインドフルネス・トレーニングをしておくことで、自身の感情の動きに気づくのである。

相手を待っているときに、「自分は心配している」、「不安を感じている」と、自身の気持ちに事前に気づいておく。

自分の行動パターンに気づき、スイッチを切り替える

自分がイライラしやすいなど、失敗しやすい状況は概ね共通しているため、人は同じ種類の失敗を繰り返しやすい。

たとえば、時間に厳しい人ほど、相手が遅刻してきたときに怒りからの言葉が出やすい。だから、相手が時間になっても来ないときには、「あることモード」を意識する。

まずは、ここで述べたような自身の心の動きを知る。そして、日常生活のなかで繰り返し「Iメッセージ」を練習する。次第に、自分のなかに「あることモード」へのスイッチと「Iメッセージ」を使う脳の神経回路が育っていく。そうなると、しめたもの。他のシーンでも、「Iメッセージ」を自然に使えるようになっている。

いつも「あることモード」で生活するのは困難であるし、非効率でもある。自動操縦の「することモード」をうまく活用することも日常生活では大切だ。ポイントは「することモード」では対応に問題が生じるとき、このままでは「ヤバイ!」と思ったときに、「あ

ることモード」にスイッチを切り替えられることだ。

モラルに厳しい人の場合は、マナーの悪い人に対して怒りが出やすいだろう。プライドが大切な場合には、バカにされたと感じやすいかもしれない。自分が大切にしていることが自身の弱みにもなる。大切にしていることに対して怒りの感情は出やすく、失敗もしやすいのだ。そんな自分の行動パターンにまずは気づくことだ。

何が自分の感情を落ち込ませたり、不安にしたり、あるいは怒りを生じさせやすいのかを知る。そうなる初期サインは何であるのか。例えば、周囲を歩き回るようになる、何度もスマホを操作する、ペンをカチャカチャとノックする、早口になる、甘いものが欲しくなるといったクセがあるかもしれない。そんなサインが出たときには、自身のマインドを「あることモード」にスイッチする。

ジョン・カバットジン博士は呼吸瞑想や静坐瞑想のようなフォーマル・トレーニングだけではなく、日常生活のなかで行うインフォーマル・トレーニングが大切だという。

静かな場所で坐った状態でマインドフルになるのは、ある意味そう難しくはない。慌ただしい日常やストレスが高いなかでマインドフルになるには、実のところ瞑想をするより難しいだろう。しかし、日常生活では感情が動きやすいからこそ、「心の動き」に気づきやすい面がある。インフォーマル・トレーニングが、フォーマル・トレーニングの助けにもなる。

定期的に坐る瞑想はもちろん大切だ。マインドフルネス瞑想にて、気持ちが落ち着き、自分の心の動きに気づくようになり、「あることモード」の神経回路がトレーニングによって育ってくる。

しかし、マインドフルネス本来の活かし方は日常生活にある。まずは、坐った状態で育ててきた「あることモード」の神経回路を今度は日常生活でも使える状態にする。それには、日常生活のなかで「あることモード」にスイッチする機会を増やしていくことが大切だ。これがマインドフルネスの生活への応用になる。

アドラーは「人間の悩みは全て対人関係の悩みである」とまで言っている。日常生活のコミュニケーションでマインドフルネスを活用できることは、ストレス対策のいちばんの決め手となるだろう。

9章

ＡＩ時代に求められるマインドフルネス

「気づき」というキーワード

マインドフルネスは、ヨーガや禅などの仏教瞑想から発展し、日本語では「気づき」といわれることが多い。

マインドフルネスの語源をたどると、もとはパーリ語の「サティ」であり、一九世紀末に仏典（『念処経』）を英語に翻訳するときに、サティの訳語としてマインドフルネスを使った。漢語では「念」と翻訳し、仏教用語の「正念」のことを示すといわれる。

この「正念」とは、仏教の悟りにいたる修行のなかに出てくる言葉だ。「サティ」、あるいは英語の「マインドフルネス」、仏教用語の「念」には、「注意すること」「記憶にとどめること」「思い出すこと」といった意味がある。それを日本語では「気づき」と訳す。

これら一連の言葉が同じことを意味している。ちょっと不思議な感じがするかもしれない。

マインドフルネスを世界に広めたキーパーソンであるジョン・カバットジン博士は、マインドフルネスとは「今、ここ」での体験に対して、「判断することなく」、「意図的に注意を向け、気づくこと」であると述べている。

注意を向けることで「気づく」わけだ。ある出来事や行動、体験に注意を向けることで、私たちは五感から情報を受け取り、その一瞬後に何らかの判断を自動的に行う。意図しようがしまいが、そのことに気づくか気づかないかに関わらず、自動的に判断している。この判断をせずに、これら一連の出来事や反応に気づくのがマインドフルネスといってよいだろう。

これら見たり、聞いたり、触れたりした、その一瞬後にそのことを思い出し、気づくのがマインドフルネスである。

さて、リンゴを見て、リンゴだと気づく。これは普通のことだ。「見た」ことに気づくのは、紛れもなく「見た後」のことだが、マインドフルネスでは、見た一瞬後に「見たことを思い出した」ととらえるというわけだ。

このときに「美味しそうだ」と思ったり、「立派だ」「高そうだ」と判断したり、いろいろな思いがよぎるだろう。「食べたい」と思うこともあれば、「今は、やめておこう」と思うこともあるだろう。自分が気づいていようが気づいていまいが、一つのリンゴを巡って私たちの心のなかではさまざまな思いが巡っている。そうした思いが巡った後、そのことに「今、ここ」で「気づく」のである。

ちなみに、リンゴを見て、リンゴだと思うのは、リンゴ以外の何モノでもないと判断したということだ。このモノはみかんでもトマトでもなく、柿でも梨でもなく、リンゴだというわけだ。

「何がリンゴであるか」を私たちは、いい尽くすことはできない。すべてのリンゴを知っているわけではないからだ。すべてのリンゴを定義することは不可能だが、リンゴを見たとき、「これはリンゴ以外のものではない」と認識しているに過ぎない。

「割り箸」を見て、「割り箸」だと思うのは、見た瞬間に考えるよりも前に、「割り箸」である以外の可能性を自動的に排除したのだ。

色を認識するのも同じだ。「青い」というのは、青という色以外の表現ができないから、それを青だという。別の人から見れば、緑色かもしれないし、青緑かもしれない。しかし、その本人にとっては青以外の色ではないから青なのだ。青のバリエーションは無限にある。

虹を三色に色分けする国や地域がある。五色、あるいは七色に分ける国や地域もある。江戸時代の日本では、虹は五色だったらしい。それが西欧文明の流入とともに七色に増えたという説がある。もちろん虹の色が時代とともに変化したわけではない。現実には虹のなかに私たちは無数の色のバリエーションを見ることができるだろう。

では、その色はなぜ青色か？　この問いかけは、青以外の可能性を排除した結果である。こうした一切の判断をしないことがマインドフルネスでは求められる。しかし、そんなことができるのだろうか……。

「判断しない」というメッセージの意味

私たちはこうした判断を一瞬のうちに行っている。「これは○○である」というラベルづけはすべて、色の判断と同じように他の可能性の排除から行われる。自分で気づく前にすでに判断しているのかもしれない。

目的を明確に意識するほど、時間的な余裕がないほど、私たちのラベルづけはシンプルになっていく。周囲の人やモノ、あるいは情報は役立つか、役に立たないモノかに分離されていく。

そして、ある目的のための手段や道具としてしか、世界を認識しなくなるのだ。そこには、豊かさも、他の判断の可能性も、満足や幸福も失われていく。逆に、判断をしないこと、評価しないことが、あるがままに見ることであり、それが既成の価値観のモノサシに絡め取られないことであり、無限の可能性を開くことにもなる。


カバットジン博士は、マインドフルネスの定義のなかで「判断することなく」をたいへん重視した。しかし、「判断することなく」というのは実際のところほとんど不可能に近い。判断や評価は、ほぼ自動的に立ち上がってくる。

しかし、判断したことに私たちは気づくことはできる。そして、一瞬にして立ち上がってくる判断をいったんは保留したり、手放したりすることなら、何とかできそうだ。物事をあるがままに見ることはできなくても、あるがままに見ることができていないことに気づくことくらいならできそうだ。

自分は青だと思ったけれど、別の人にとっては緑色かもしれない。自分は正義だと思っているけれど、別の人にとっては身勝手なことかもしれない。青だと判断したことに気づいて、その判断をいったんは手放すことで、そうではない可能性が開けてくる。信号の「青」は実際のところ「緑色」をしているといったことが、実はたくさんある。

周囲の出来事に対して、私たちは自動的に判断している。しかし、そう判断したに過ぎないと気づくことで、その判断を手放す選択肢が生まれる。

自分の気持ちがその時々の出来事に対して、右往左往しているということに気づくこと、自身の気持ちの背景にある価値観や欲望に気づく可能性が開けてくるだろう。その上で、手前勝手な判断を少しぐらいは和らげていくことができる。そこからたくさんの可能性が開けてくる。

呼吸瞑想では、呼吸に注意を集中することが課題となる。しかし、通常は呼吸に注意を集中し続けることは難しい。心はあちらこちらへと拡散し、ふと気づけば呼吸から注意がそれている。

そのことに気づいて、再び呼吸に注意を戻すのが呼吸瞑想である。ここでは、「呼吸に注意を集中する」という課題が与えられたからこそ、多くの気づきが生じる。

この課題がないと、自分の注意があちらこちらに飛び回っていることに気づきさえもしない。自分の気持ちがあることから次のことへと、次々に自動的に連想ゲームを繰り返すさまも、呼吸への注意集中というプロセスのなかで初めて気づくことができる。そして、いかに自分の心がうつろいやすいものであるかにも気づくことができる。

ジョン・カバットジン博士が述べている「判断をしない」というのも同じではないだろうか。自動的に立ち上がってきてしまう判断を避けることは難しいけれど、「判断しない」という態度を維持することで、自分が出来事をどのように判断したのかに気づき、その判断を手放すことも可能となってくる。自分の判断から自由になるためには、「判断しない」という課題を維持しようとする態度がとても大切となる。

「判断しない」というモノサシをもって、自身の心を観察し続けることで、自分がどのように判断しているのか、その判断の背景には何が影響しているのか、それが次第に明確になってくる。固定観念という牢獄になかに、囚われている自分自身に気づくきっかけとなる。

これが「判断しない」というジョンのメッセージに込められた大きな意味ではないだろ

うか。

脳のなかに「気づきの回路」を育む意味

瞑想をしても、気持ちが落ち着かないことはあるだろう。そんなときは、うまく瞑想ができないと自分を責めるかもしれない。しかし、そんな必要はまったくない。

気持ちが落ち着いていても、落ち着いていなくても、実のところはマインドフルネス瞑想にとってはさして重要ではない。

大切なのは、気持ちが落ち着いているときに「落ちついている」と気づくことであり、落ち着いていないときには「落ち着いていない」と気づくことである。

坐ったままの姿勢でいると、退屈したり、動きたくなる衝動にかられたりする人は多い。同じ姿勢を保つのは苦しい。だからこそ、心の動きにも気づく。動きたい衝動が生じたときは、それを眺める。退屈なときには、「退屈だ」と感じたことに気づいて、その退屈という気持ちを眺める。ここから自己理解は深まる。

瞑想をしても「無になれません」という人によく出会うが、そう簡単に無になどなれっこない。ただ坐るという行為のなかで、心の動きに気づくことこそがトレーニングのカギとなる。自身の「気づきの回路」が脳のなかで育成される。

「気づきの回路」を育むことで、たとえば生活のなかで「怒り」の感情が湧いたときには「怒り」に気づきやすくなる。そして、自分の「怒り」をただ観察する。怒りが湧いたこと自体を否定する必要なない。ただ、自分のなかに生じた怒りの感情を観察すればいい。その観察している自分は、実のところ「怒り」からはもう離れている。

ところが、ここで「怒り」を感じた自分を責めはじめると、「怒り」を守る気持ちが同時に湧いてくる。怒りに対しての言い訳がいろいろと生じてくるのだ。

「怒っている自分はダメだ」と思ったその瞬間、「自分が怒るのは当然のこと」だと思い始める自分に出会うだろう。そして、「怒り」を抑えようとするほど、その反対の気持ち、つまりは「怒り」に取り込まれてしまう。

「怒り」そのものに善悪といった判断をせず、ただ自分のなかに生じた一つの感情として、ただ眺める。これが「怒り」にさらなるエネルギーを与えないコツとなる。ここでは「怒りを感じた」とただ確認し、その感情の動きを観察するにとどめる。良い悪いといった判断を手放していく。

このように瞑想と生活が結びつきはじめる。瞑想のなかで自身の心に気づくトレーニングをすることで、日常生活のなかでも心の動きに気づくようになり、自分の「心の生活習慣」が少しずつ分かるようになってくる。自身の感情や思考を一つの現象として受け取っていくトレーニングによって、自己理解と自己受容が進む。

ここから自身の思考や感情、判断を必要に応じて手放すことができるようになり、より柔軟かつフラットな判断や行動が可能となる。

マインドフルネスは日常生活のなかで目的を持たないこと、判断・評価しないことを推奨しているわけでは決してない。「赤信号のときに止まる」という判断をしなければ、車にそのまま轢かれてしまうだろう。日々、目的を持たず自由、気ままに生きることを勧めるわけでもない。

重要なのは、自分の目的や感情、一時期の判断に気づく能力を養うことだ。そして、自身の目的や感情に振り回され、自分のことや周りの世界が見えなくなってしまっていることに気づくことが大切である。

言い換えれば、通常の自動的な判断では上手くいかないときに、その思考や感情をいったん保留し、冷静に物事を見つめ直す「棚上げ能力」を培うといってもよいだろう。

マインドフルネスと組織開発の未来

人は経験からしか学べないといわれる。プラグラマティズムの代表的な思想家とされるジョン・デューイは、「真実の教育は経験から生じる」と述べたという。ユダヤ人の強制収容所での過酷な体験から生還した精神医学者のヴィクトール・フランクルは、「どんな経験にも意味があり、そこから人は学ぶことができる」と指摘した。

一方、アメリカの組織行動学者であるクリス・アージリスは、「経験が必ずしも学びに結びつかない」ことを問題視した。「失敗は成功の母」というが、現実には同じ失敗を何度も繰り返してしまうことも多い。ここにメンタル・モデルの課題や防衛的な自動反応が潜んでいるとアージリスは考え、その対策として「ダブル・ループ学習」を提唱し、この考え方がその後の組織開発に大きな影響を及ぼした。

ある目的を達成しようと行動したのに失敗したとき、私たちはその行動に誤りがあったと判断して修正する。その結果、成功したときには「こうすればうまく行くのだ」と学習する。このように直接的な原因となった行動そのものを修正することをシングル・ループ学習という。

一方のダブル・ループ学習とは、行動の前提条件を疑う。その行動の背景にある出来事や思考、感情などから包括的に現象を検討しなおす。

このダブル・ループ学習でよく例に出されるのが、売上げと利益の関係だ。ちっとも利益が上がらないのは予定以上にコストがかかっているからだと判断し、原材料の見直しや賃金カットを行う。その結果、当初は利益が伸びたとしても、長期的には社員のモチベーションが低下したり、品質の低下や不良品が出てくるなど、シングル・ループでの対応では大きな問題が生じることがある。

ダブル・ループ学習では、コスト計算そのものを見直す。課題となるのはコストではなく、その前提となる考え方ではないかというわけだ。設計そのものを見直したほうがいいのかもしれない。販売チャネルを変えたほうがいいのかもしれない。想定した販売量そのものが問題なのかもしれない。

ダブル・ループ学習では前提を疑う。すべての前提をいったん白紙に戻し、真っ白な状態から再検討する。これはまさにマインドフルネスだ。その結果、これまでにはまったく思いつかなかった新たな商品が生まれることがある。

シングル・ループでは「地道な改善」が可能となるが、ダブル・ループ学習では前提そのものから行動までを含めて再検討するので、場合によっては以前の何倍も生産性がアップするような「革命的な進歩」にいたることがある。シングル・ループが悪いわけではないが、シングル・ループで対応できないときには、ダブル・ループも必要なのである。これは「あることモード」からの再検討だ。

経験から何を学ぶのか、行動の修正だけなのか。その前提となっている思考や感情、判断基準にまで気づくのかどうか。常識をどこまで疑うことができるのか。ここから「学習する組織」の考え方が生まれ、組織開発のなかでは「内省」がたいへん重要になっている。内省とは「自身の心のあり様に気づくこと」であり、ここにマインドフルネスは大きな威力を発揮する。

世界は急激に複雑化し、不透明さを増している。計画した通りに実行できることなどあるのだろうか。実行している間に状況はどんどん変化し、前提条件そのものが覆されることも珍しくはないだろう。

そんなときに、当初の予定に固執してはいられない。いったん定めた目的や計画をいつでも柔軟に手放し、体験と内省のなかで新たなプロセスを生み出していく創発（無秩序に見える相互関係から立ち上がる新たな秩序）的な取り組みが要請される。

アージリスの考え方とシステム思考を融合させたMITのピーター・センゲ教授の『学習する組織』（英治出版、二〇一一年）は複雑化した社会での組織論として世界的なベストセラーとなった。ここからさらに同じくMITのオットー・シャーマーの『U理論』（英治出版、二〇一〇年）へと組織論は展開した。このU理論にも仏教の考え方が入っている。後で述べるが、唯識の無分別にて「大円境智」へ至るのが、U理論での「プレゼンシング」であり、このUの底から実践へと向かうのが唯識では「後得智」となるだろう。

アメリカのビジネススクールや先進企業にマインドフルネスが浸透してきたのも、こうした背景があるからだろう。組織開発の新たな風は、マインドフルネスとともに、ボストンから世界に吹いている。

加速する時代変化のスピード

かつては「一〇年ひと昔」という言葉が時代変化の激しさを表していた。では、現在はいったい何年がひと昔なのだろう。過去の経験はどこまで、今に生かせるのだろうか。技術の進化はどんどん加速し「ドッグイヤー」の時代から、「マウスイヤー」といわれるように変化し、もうこうした言葉も忘れられている。

ちなみに犬の場合、二年前後で繁殖は可能となり、一歳を過ぎた犬の一年は人間の約七年に相当するという。マウスの場合は、約五〇日で繁殖可能となる。これは犬の約二〇倍のスピードだ。時代変化は加速している。

こうした時代変化の激しさは、何を意味するのだろう。私たちはどこに向かうのか、私たちの生き方をどう変えていくのだろうか。

私が高校生の頃は、まだ「親父はもう古い」というには忍びなかった。反発することはあっても、人生経験が豊富であることを尊敬し、学ぶことも多かった。若い頃からの体験が社会に立派に通用していた時代だったと思う。父親の経験やスキルを尊敬できた幸せな時代だった。

一方、明治生まれの祖父の体験を聞くのは面白かったけれど、「そんなこともあったのだ」といった面白さで、具体的にはあまり役に立つとも思えなかった。

二〇年前後前のことなら、まだ役立ちそうに見えても、さすがに四〇〜五〇年も前の話では時代が違い過ぎる。それが当時の私の感覚だった。とくに我が家は兄弟そろって理科系少年の集まりだったので、技術進化に興味を覚えた。歴史好きの一家なら話は違っていたのかもしれない。

しかし、もし私が江戸時代に生まれていたなら、親父の技術も祖父の技術、祖祖父の技術も大きな変化はなかったのではないだろうか。さらに時代を遡ってみると、どうなるだろうか。

チンパンジーと人類の祖先が別れたのが約七〇〇万年前だといわれる。火を使い始めたのは諸説あるけれど、約二百数十万年前だとしよう。さらに、二〇〜三〇万年前にホモ・サピエンスが登場し、七万年〜五万前にアフリカからアラビア半島に移る。

この頃に認知革命が起きたと、ユヴァル・ノア・ハラリは『サピエンス全史』（河出書房新社）で述べている。約四万五千年前にはサピエンスは日本に達し、同じ頃にはオーストラリア大陸にも達した。

そして、約一万年前に農業革命が起きた。大きな流れを見ると、火を使うまでに約五〇〇万年、その後の約二〇〇万年でホモ・サピエンスの時代となり、次の約二〇万年で認知革命が起きた。さらに数万年を経て農業革命となる。変化はどんどん加速している。

とはいえ、二〇万年にわたってライフスタイルがほとんど変化しない時代では、仮に二〇年をひと世代だとすれば、一万世代にわたって大きな変化が起こらない。この頃は平均寿命も短くて、世代交代はもっと早かったと考えられるけれど、ここは概算にしておく。

その後の農業革命までを五万年とすれば約二五〇〇世代にわたって、技術進化がほとんど起こらず、祖祖父の祖父のさらに祖祖父……と、偉大な先祖の発明が尊重される時代が長く続いた。

人間の遺伝子そのものは、約三万年前からほとんど変化していないという。つまり、一五〇〇世代以上前の技術が通用していた時代と人間の脳の機能は概ね変わらない。

紀元前三〜四〇〇〇年頃にメソポタミアでくさび型の文字が発明された。これは大きな変化だ。時間と空間を超えて、情報が伝わる。世代や地域を超え、情報の蓄積が始まった。四大文明の頃だ。

次の大きな革命の時期について、精神科医であり哲学者でもあるヤスパースは「枢軸の時代」といった。紀元前五〇〇年前後の数百年間が農業革命に次いで、人類の革命期だと考えた。

この頃、世界中に都市国家が乱立し、人類の精神文明が飛躍的に進化した。ギリシャではソクラテスやプラトン、アリストテレスが現れ、インドでは釈尊が、中国では孔子や荘子も出てきた。哲学や思想の黄金時代だ。ユダヤ人のバビロン捕囚によって、キリスト教やイスラム教のもとになるユダヤ教が確立したのもこの頃だ。

こうした精神文明が大衆化へ歩みだす大きな契機は、グーテンベルクの印刷技術だろう。一四三九年と言われる。印刷技術はプロテスタンティズムを生み出し、資本主義へとつながる宗教改革の引き金にもなる。そして、荒っぽくつなげば産業革命が一七五〇年頃から始まる。

人類史のなかで、時代変化の波は数百万年単位から、数十万年単位、数万年、五〇〇〇年、一〇〇〇年、さらに数百年単位まで縮まる。ここまでに一万倍にスピードアップしたとしても、まだ一〇数世代前の技術を活用できる。

まだご先祖様の発明した技術やノウハウが自分の生活に役立つ時代だった。経験豊富な年長者は尊敬され、縦の系列が意味を持つ。

インターネットとＡＩが変える世界

文字が生まれてから数千年、グーテンベルクの時代から数百年を経て、数十年前から凄まじい情報伝達の変化が起きている。

私が大学生だった八〇年代に情報革命は始まり、九〇年代の初頭にはマルチメディア革命と言われた。当時の私は、ＣＤ‐ＲＯＭのコンテンツの企画や制作ディレクションをやっていた。そのいくつかはマルチメディア大賞を受賞し、次世代型ゲーム機のコンテンツ制作も行ってきた。

そのための開発プラットフォームは半年単位で次々に変化した。死にものぐるいで新しい技術を追いかけたけれど、徹夜で覚えた技術はすぐさま陳腐化し、当時の私の知識はもはや何の意味もない。

とくにインターネットがもたらした情報環境の変化は凄まじい。当初は軍事技術から発達し、大学等の共同研究として用いられていた技術が一九八〇年代末から商用化され、日本では一九九二年頃からサービスが始まる。

一九九五年の阪神淡路大震災のときには関西の友人の安否確認にインターネットが大活躍した。当時、ほぼ二日で学生時代の友人の安否をほとんど確認できた。一九九九年には携帯でインターネットを使えるｉモードが始まり、iPhone の発売は日本では二〇〇八年からだった。この頃からＳＮＳ（ソーシャルネットワーク）人口が増え始める。

世界のインターネット普及率が世界人口の半数を超えるのが二〇一六年末（国際電気通信連合）で、二〇一八年には世界人口七六億人のうち、インターネット利用者は約四〇億人となり、普及率は五三パーセント、携帯やスマホの利用者は約五一億人（六八％）、ソーシャルメディアの利用者は約三二億人（四二％）に及んでいる（iPhone Mania）。

ムーアの法則（インテルの創業者デビット・ムーアが唱えた）では、半導体の情報量は約二年で倍増するという。この幾何級数的な情報技術の進化から、レイ・カーツワイルはコンピュータが人間の能力を超えるポスト・ヒューマンの誕生を予測した。これがシンギュラリティ（もとは数学用語。革命的な変化が生じる「特異点」の意味）だ。

二〇四五年にコンピュータが人間を超えると誤解している人も多いけれど、カーツワイルが語るのは現在のサピエンスの範疇を超える新たな人類の誕生だ。コンピュータが人間の能力を超えるのは、あと一〇年前後だと言われる。製造業ではロボット化がすでに進展し、今後は事務系やサービス系の仕事がＡＩやロボットに置き換わっていく。

オックスフォードのマイケル・オズボーン教授たちと野村総研の共同研究（二〇一五年）では、日本の約六〇〇種類の職種の四九％はＡＩを使ったマシンに代替されると予測し、すでに金融系を皮切りに大規模な合理化は進み始めている。自分が覚えた新たな知識や技術はどれほど使えるのだろうか。そんな時代に私たちはすでに生きている。

こうした情報技術の先端を切り開いていく企業やそのリーダー層がまさにマインドフルネスに着目する。それは何故だろう。

経験が陳腐化する時代の先にあるもの

新たに能力を身につけて、世間に専門家として通用するまでには一万時間のトレーニングが必要だといわれる。これは年間に二〇〇〇時間働いたとしても五年間だ。つまり五年間、真面目に働けばしっかり通用するプロになれるという。

二つか三つの高い専門スキルを持てば、定年までは十分にやっていける。「若いときの苦労」をわざわざ買ってまでやっても、十分に見返りがあっただろう。

しかし、これは親父の技術がまだ使える時代の話だ。ほんの少し前、二〇世紀まではそれで大丈夫だった。

現在は親父の技術が役に立たないどころではない。ちょっと先輩の技術も役に立たない。いや、自分が学んだ技術すらどんどん陳腐化していく。このことが中高年のストレスと大きく関係している。かつての栄光の成功体験が活かせないのだ。

アメリカ心理学会の会長を務めたマーチン・セリグマンの「学習性無力感」の研究によ

れば、頑張った努力が報われないと、人は無気力に陥り、努力をしなくなってしまうという。

過去の経験が役に立たないことは自己否定となり、たいへんなストレスとなる。頑張って学ぶこと、習得した知識やスキルが次々に陳腐化し、まったくの素人と同じ土俵に立って勝負するといったことが起きている。

これは人生の否定にもつながりかねない。頑張った人ほど、「俺の人生は何なの？」と自信喪失になるとすれば、これはとても悲しいことだ。

さらに現在の進歩は、自分の技術の陳腐化さえも超えているかもしれない。いま、仮に二年で陳腐化する技術があるとして、その技術を習得するまでに三年が必要なら、完全に間に合わない！　新しい技術に習熟する前、学ぶ先から知識が陳腐化してしまう。そんなことが頻繁に起こり始めている。

先進技術が一気にグローバル化し、世界中に情報が拡散していく。こうした情報環境のなかでは、組織のなかは素人集団の集まりになってしまうことが起きている。

となれば、上司や先輩、後輩も関係ない。新たなスキルを一緒に学びながら、すぐさまアウトプットをしないといけない。

先輩だからといって、新しい技術に詳しいわけではない。むしろ新しいものを学ぶ能力が落ちると、簡単に後輩に抜かれる。求められる能力に大きな変化が起きてくる。

学び終える前に次の課題が来てしまうのでは、何をどう学習すれば役立つのか、まったく先が見えなくなってしまう。これでは誰も進級できない。自信を失って、うつ病になっても仕方がない。まったく恐ろしいことが起きているのではないだろうか。そんな悪夢を見るのは私だけだろうか。

これまでとは学習の意味がまったく異なってきたのは確かだろう。学習におけるシンギュラリティは、すでに二〇一〇年頃に通過してしまったのかもしれない。何かを学ぶことの意味が変化している。あるいは学び方そのものを変革しなければならないだろう。

ここで分かることとは、単なる知識だけではもはや役に立たないということだ。たくさんのことを記憶していることに関しては、スマホさえあれば、もはや誰もグーグルの検索に勝てない。論理的であること、合理的な答えを導き出せることでは、ＡＩが凄まじい進化を始めている。求められる能力の質が大きく変化している。

もう一つは学びの共有が極めて困難になってきた。それぞれの学習内容や専門知識、体験の多様化がネットコミュニティーのなかで進み、一定レベルを超えた判断の共有は極めて難しくなってきた。

価値観や方向性、将来へのビジョン共有、正しさというものを一体どこに求めればいいのかが見えにくくなっている。私たちはどこに向えばいいのだろうか。一体、どうすればいいのかと途方に暮れてしまう。

今、人間とは何なのかが、再び問われ始めた。ＡＩが毎日のように話題として出てくる一方、人類の進化史についての関心が高まっている。

アメリカの推理小説家、ダン・ブラウンの最新刊『オリジン』（角川書店）では人類の進化とＡＩをテーマに、ゴーギャンが一九世紀末にタヒチで描いた「我々はどこから来たのか、我々は何者か、我々はどこへ行くのか」のメッセージとともに推理が展開する。

果たして、我々はどこへ向かうのだろう。

協力しあう能力の革命的な変化が起きる

人間は協力しあうことで今日の文明を築いてきた。それは数十万年前から変わらない。しかし、この協力をめぐる大変革が起き始めている。

イギリスの人類学者、ロビン・ダンバーは霊長類の脳の重量と群れの大きさについての研究を行った。大脳皮質の比率が高いほど、大きな群れをつくるという。また、脳が大きいほど動物は一夫一婦制になるという。大きな集団をつくりだすため、長く調和した関係を保つためには、大きな脳が必要だという。

この脳の重さと群れの大きさの関係をダンバー数と命名し、この関係から導かれた人間の集団の数は一五〇人だという。有史以前の村落の遺跡を含め、村落の規模を確認してみると、概ね一〇〇人~一五〇人規模であり、SNSの友達の数も平均的には一五〇人までだという。

強大な敵を前にして、一人では勝てなくても、チームを組んで戦えば勝つことができる。人類はそうして、マンモスなど巨大な動物を倒し、狩を成功させて、過酷な氷河期を生き抜き、繁殖してきたのだ。人類は脳を発達させることで、大きな集団をつくり、そのことでより強くなるという循環を達成してきた。

しかし、このダンバー数をはるかに超えた集団で、人類は協力しあう。数万人規模の企業を含めた集団をつくる。このカギが『サピエンス全史』でハラリが語る「虚構」をつくりだす能力だ。

この能力が約三万年前に滅んだネアンデルタール人との運命を分けたという。農業革命が始まった頃には数百万人程度だった世界人口が、今や七六億人に達している。

虚構をつくりだす能力とは、物語をつむいでいく能力である。イマジネーションであり、クリーエーションであり、集団をまとめあげていく「共通の物語」をつむぎだす。

代表的な虚構として、ハラリは宗教と貨幣をあげている。ここからサピエンスは巨大な集団をつくりだすことができた。農業革命が起きたから人類は定住するようになったのではなく、信仰のために定住し始め、その結果として農耕は始まったという。集団を結束させるために道徳が生まれ、それが宗教へと進化したと進化人類学では言われている。

人類は脳を発達させることで、互いに助け合うことで、今日の繁栄を築いた。この能力は「物語をつくりだす能力」であり、他者を信じることであり、利己的な遺伝子（R・ドーキンス）を残すだけではなく、ときには会ったことさえない他者を命がけで助けるといった利他的な能力を生み出す。

こうした利他行為をただ映像で見るだけでも、愛と絆のホルモンであるオキシトシンは大量に分泌され、免疫力を高め、長寿遺伝子とされるテロメアを伸ばす。私たちサピエンスの遺伝子には、そんな仕組みがセットされている。

仏教では「慈悲喜捨」という。相手の痛みに共感し、助け合う心であり、そこに喜びを感じながら、区別することなく平等に分け与えていくことをいう。この「慈悲喜捨」の心は、人類の遺伝子にセットされ、共感しあうこと、助け合うことは、脳の仕組みにあることが社会脳の研究から分かっている。これは人間の本能だ。

インターネットは今や世界人口の半分以上をネットワークし、世界中の誰とでも間に数人を介することでつながるという、「スモールワールド」は現実化している。

ＡＩの進化が格差社会を生み出すとの予測がある一方で、ベーシック・インカム制度を唱える人たちがいる。ＡＩの進化は人間を労働から解放し、ベースとなる収入を万人に分け与え、支え合う方向に進むのだろうか。それは夢想家の理想論なのだろうか。

ここに「人間とは何か」といった課題が私たちには突きつけられている。

「空」のプロセスを経た創造性を生み出す

人間の脳のなかに生まれた「虚構」をつくりだす能力は、創造性の原点であると同時に、妄想を生み出す。「今、ここ」に存在しない過去や未来、あるいは遠い空間に自分がいるかのごとく錯覚をつくりだし、それが大きなストレスにもなっている。双刃の剣である。

ここにマインドフルネスの智慧が求められているのだろう。マインドフルネスでは、こうした妄想を切り離し、現実をリアルに観察するトレーニングを実践する。

では、そこからどのような世界が出現するのだろうか。仏教では妄想状態を無明といい、この無明を克服するのが仏教の智慧である。

唯識では、自分の判断を離れることであるがままに世界を観察することを妙観察智という。さらに欲望（執着）を克服することで、平等性智を得る。その先にすべてを一つのものとして観る無分別の世界に達した大円鏡智に至るという。

これは「虚構」を根絶するといってもいいだろう。自身の価値観や欲望、過去の体験から自由になった世界であり、フラットでニュートラルな世界を明らかに観る。この智慧を経て、すべてをフラットに観察して後、世界の不平等性に慈悲で挑むのが唯識でいう「後得智」である。

いったんすべてをフラットに観ることは「あることモード」であり、このゼロ・ポイントからから新たな物語を再生させる。

私自身は仏教の専門家ではないので、誤解があるかもしれないが、私なりの解釈をさらに探っていこう。

このフラットな世界は、言い換えれば「空」の世界だ。意識とは何かという研究が脳科学のなかで行なわれているけれど、脳のなかのどこにも意識の実体となる部位が存在しているわけではない。意識は存在するけれど、意識の実体が見えてはこない。

精神科医、神経科学者であるジュリオ・トノーニ教授が提唱する意識の発生を説明した「統合情報理論」がある。トノーニ教授の『意識はいつ生まれるのか』（亜紀書房）によれば、意識とは情報を統合する能力だという。脳は統合された一なるシステムであり、様々な部位の間で起きる偶発的な相互作用から一つの意識体験が生じるという。

また、マイケル・ガザニカは、『〈わたし〉はどこにあるのか』（紀伊國屋書店）にて、脳のどこかに「私」や「自己」と呼ぶような中枢があるわけではない。インターネットと同じように、どこかに元締めがいるわけではないと述べている。「脳は無数のモジュールから構成される。それらのモジュールの創発により、意識は生まれている」という。

脳のどこかに意識の主体となるような〈わたし〉を見つけることはできないという。この「創発」とは複雑系の科学で用いられる言葉で、現在科学のキーワードとなっている。秩序のない混沌の状態から自己組織化が起こり、秩序が生じることをいう。

自然界で言えば、水の温度を下げていくと、美しい水の結晶が突然できるような現象である。宇宙の誕生も、生命の誕生、雪の結晶も、創発として捉えられている。生命の細胞一つ一つまで分析しても、命を見つけることはできない。脳細胞をいくら細分化しても意識は見つからない。

これが創発だ。脳では、一千億もの脳細胞が一千兆におよぶシナプスのネットワークをつくり、一つのシステムとして互いに連携し、意識を創り出している。

こうした創発、あるいは自己組織化は仏教の「空」とまさに同じように思える。大乗仏教の基本的な考え方である「空」について理論づけたのは龍樹の『中論』だと言われる。中村元著『龍樹』(講談社学術文庫)によれば、「空」とはあらゆる事象は相互依存的であり、固定的な実体があるわけではない、本体があるわけではないことをいう。

つまり、すべては互いに依存し、関係しあい、生成しあう(縁起)なかで存在しているという。「空」とは何もないということではない。相互の関係性(縁起)によって、存在していることをいう。

これはまさに創発であり、自己組織化と同じではないだろうか。

縁起を観ることを智慧という。すべてはつながっている。私が呼吸する酸素は地球のどこで生まれたものだろうか。太平洋の海の底にある海藻がつくりだしたのかもしれない。アマゾンの森林から生じたのかもしれない。この体を構成する水はどの雲から大地に降り注いだのだろう。そう空想を巡らせるとき、すべてはつながっていく。

そして、混沌から宇宙が生まれるように、地球に生命が誕生するように、脳から意識が創発するように、私自身も「今、ここ」に存在する。

「空」とは創発する「場」であり、それは縁起による創発ではないだろうか。「空」はサンスクリット語で「シューニャ」であり、ゼロの意味でもある。ゼロとは、ニュートラルでフラットな「場」であり、そこには無限の可能性が含まれ、すべてが創造される可能性を持つ。

これまでの目的や価値観、経験をいったんゼロに戻し、ニュートラルな「空」の視点から、新たな創造へと進む。いったんゼロ・ポイントに立ち返ってから創造される結晶は、まったく新たな美しさを生み出すだろう。

この結晶は、存在するすべての無限の組み合わせから、他の一切の可能性を除いた唯一無二、一期一会のものとして立ち上がる。

もしも組み合わさる前に、ニュートラルな視点に立たず、すでに目的や手段を含めゴールが設定されているなら、「空」の創造性が生み出す「再結晶化」は起きない。新たな可能性は生まれない。無分別智を経ない限り、組み合わされるものは既知のものとなる。

物語を生み出す人間ならではの脳は、今日の繁栄を生み出した。が、しかし繁栄を謳歌するほど、ストレスと心の病は蔓延する。ここに新たなゼロ・ポイントを見出し、新たな創造性と絆を生み出す力がマインドフルネスにはあるのではないか、と夢想する。

ただ体を感じること、ただ呼吸に気づくこと、あるがままに世界を観ることを通じて、この世界のあらゆる存在とのつながりを体感する。

それこそが、インターネットとＡＩが創り出す未来に求められる創造性の原点ではないだろうか。そこに人類の意味と未来を見出したい。

あとがき

世界を駆け巡る情報はインターネットの普及とともに急拡大し、技術進化のスピードは急加速しています。思考は入り乱れるばかり、集中力はどんどん奪われてしまう、そんな時代に、私たちは生きているのではないでしょうか。

こうした時代の大波をいちばんに受ける情報産業のトップ企業を筆頭に、マインドフルネスが注目を集めています。それはマインドフルネスが脳をクリアにし、集中力や創造力を発揮する処方箋として効果があるからでしょう。自身の心の動きに気づき、平静に心を保つストレス対策としても着目されています。

本書では、このマインドフルネスの秘密と実践方法を分かりやすくお伝えしています。第一章から第三章では、心を安定させ、集中力を高める「呼吸瞑想」について、第四章から第六章では、判断力や創造性を高める「気づきの瞑想」について述べています。いずれも一五〇回以上開催した「マインドフルネス実践会」での蓄積をもとにしています。

第七章から第九章では、ストレス対処や人間関係を含め、実生活にマインドフルネスを役立てる方法、さらにＡＩ時代に求められる人間本体の知慧についても言及しました。

今、世界の先端を行く人たちがマインドフルネスに着目するのは、急進化する時代をしなやかに生き抜き、人類を希望の未来へ導く知恵をそこに見出すからだと思います。

マインドフルネスと私の出会いは二〇〇七年頃でした。企業のメンタルヘルス対策に従事していた私はマインドフルネスこそ、ストレス対策の決め手だと確信しました。

その後、多くの先生方、先輩方からご教授いただきました。早稲田大学名誉教授の春木豊先生を始め、ジョン・カバットジン招聘プロジェクトや日本マインドフルネス学会でご一緒させていただいた越川房子先生、熊野宏昭先生、藤田一照老師、井上ウィマラ先生、さらに多くの方からお教えいただいたこと、この場をお借りして深く感謝いたします。

マインドフルネス実践会にご参加いただいた皆さまからの生の声、運営をいつもサポートいただいた向井清二氏との対話は、とても大きな学びになっています。

最後になりましたが、方丈社の宮下研一社長、編集をご担当いただいた西田薫氏、清水浩史氏にご尽力いただき本書を上梓できましたこと、厚く御礼申し上げます。

平成三〇年五月末日　小西喜朗

【参考文献】

『マインドフルネスストレス低減法』ジョン・カバットジン著、春木豊訳（北大路書房）
『リラクセーション反応』ハーバート・ベンソン、ミリアム・Z・クリッパー著、中尾睦宏・熊野宏昭・久保木富房 訳（星和書店）
『経済は「競争」では繁栄しない』ポール・J・ザック著、柴田裕之訳（ダイヤモンド社）
『サーチ・インサイド・ユアセルフ』チャディー・メン・タン、ダニエル・ゴールマン著、一般社団法人マインドフルリーダーシップインスティテュート監修、柴田裕之訳（英治出版）
『呼吸による癒し』ラリー・ローゼンバーグ著、井上ウィマラ訳（春秋社）
『マインドフルネス認知療法』Z・V・シーガル、J・D・ティーズデール、マーク・ウィリアムズ著、越川房子監修・翻訳（北大路書房）
『マインドフルネス 基礎と実践』貝谷久宣・熊野宏昭・越川房子編集（日本評論社）
『うつのためのマインドフルネス実践』マーク・ウィリアムズ、ジョン・ティーズデール、ジンデル・シーガル、ジョン・カバットジン著、越川房子・黒澤麻美訳（星和書店）
『新世代の認知行動療法』熊野宏昭著（日本評論社）
『〈仏教3・0〉を哲学する』藤田一照・永井均・山下良道著（春秋社）
『マインドフルネスのはじめ方』ジョン・カバットジン著、貝谷久宣・鈴木孝信 訳（金剛出版）
『パーリ仏典にブッダの禅定を学ぶ』片山一良著（大法輪閣）
『龍樹』中村元著（講談社学術文庫）
『入門哲学としての仏教』竹村牧男著（講談社現代新書）
『日本仏教思想のあゆみ』竹村牧男著（講談社学術文庫）
『意識はいつ生まれるのか』ジュリオ・トノーニ、マルチェッロ・マッスィミーニ著、花本知子訳（亜紀書房）
『〈わたし〉はどこにあるのか』マイケル・S・ガザニガ著、藤井留美訳（紀伊國屋書店）
『学習する組織』ピーター・M・センゲ著、枝廣淳子・小田理一郎・中小路佳代子訳（英治出版）
『U理論［第二版］』C・オットー・シャーマー著、中土井僚・由佐美加子訳（英治出版）
『オリジン（上・下）』ダン・ブラウン著、越前敏弥訳（KADOKAWA）
『サピエンス全史（上・下）』ユヴァル・ノア・ハラリ著、柴田裕之訳（河出書房新社）

小西喜朗 こにしよしろう

マインドフルネス実践会代表。精神保健福祉士、産業カウンセラー、ウェルリンク株式会社顧問。
1984年に京都大学工学部を卒業後、出版社勤務、ウェルリンク・メンタルヘルス研究所所長等を経て、現職。2012年のジョン・カバットジン招聘プロジェクト実行委員、日本マインドフルネス学会理事、日本マインドフルライフ協会理事等を歴任する。一般企業へのマインドフルネス講習他、少年院での薬物矯正プログラム、一般対象にマインドフルネス実践会を開催する等、マインドフルネス関連セミナーは通算300回以上。
共著に『自分で治すがん』(朝日新聞社)、『リラクセーションビジネス』(中央経済社)、『メンタルヘルス・マネジメント』『メンタルヘルス入門』(以上、PHP研究所)、『ポジティブ心理学再考』(ナカニシヤ出版)等、多数。
[マインドフルネス実践会]
HP　https://mindfulnesspractice.jimdo.com
連絡先　mindfulness.pract@gmail.com

思考《しこう》を整《ととの》え集中力《しゅうちゅうりょく》を高《たか》める練習《れんしゅう》

2018年7月11日　第1版第1刷発行

著　者　小西喜朗《こにしよしろう》
発行人　宮下研一
発行所　株式会社方丈社
〒101-0051
東京都千代田区神田神保町1-32　星野ビル2F
Tel.03-3518-2272 ／ Fax.03-3518-2273
http://www.hojosha.co.jp/
装丁デザイン　ランドフィッシュ
印刷所　中央精版印刷株式会社

ISBN978-4-908925-32-0